骨质疏松症防控指南

中国疾病预防控制中心慢性非传染性疾病预防控制中心

中华医学会骨质疏松和骨矿盐疾病分会

主　审　朱汉民　徐　苓

主　编　王临虹　夏维波　林　华

副主编　章振林　李志新　尹香君

编委会成员（以姓氏笔划为序）

王　鸥　王　梅　王临虹　尹香君　包丽华　冯　强　朱　梅
汤淑女　苏　婧　李凤翱　李志新　张　倩　林　华　金小岚
郑冰鑫　房　方　贾红蔚　贾觉睿智　夏维波　章振林
崔　露　董文兰　程　群　谢　垒　漆　璇

北京大学医学出版社

GUZHI SHUSONGZHENG FANGKONG ZHINAN

图书在版编目（CIP）数据

骨质疏松症防控指南/王临虹，夏维波，林华主编.
—北京：北京大学医学出版社，2017.8
ISBN 978-7-5659-1607-6

Ⅰ.①骨… Ⅱ.①王… ②夏… ③林… Ⅲ.①骨质疏松
—防治—指南 Ⅳ.①R681-62

中国版本图书馆 CIP 数据核字（2017）第 099886 号

骨质疏松症防控指南

主　　编：王临虹　夏维波　林　华
出版发行：北京大学医学出版社
地　　址：（100191）北京市海淀区学院路 38 号　北京大学医学部院内
电　　话：发行部 010－82802230；图书邮购 010－82802495
网　　址：http：//www.pumpress.com.cn
E - mail：booksale@bjmu.edu.cn
印　　刷：中煤（北京）印务有限公司
经　　销：新华书店
责任编辑：刘　燕　靳　奕　　**责任校对**：金彤文　　**责任印制**：李　啸
开　　本：710mm×1000mm　1/16　　**印张**：7.25　　**字数**：112 千字
版　　次：2017 年 8 月第 1 版　2017 年 8 月第 1 次印刷
书　　号：ISBN 978-7-5659-1607-6
定　　价：26.00 元

序

世界卫生组织（WHO）将骨质疏松症（Osteoporosis，OP）定义为一种（以）骨量减少、骨微结构破坏导致骨脆性增加、骨折风险增加为特征的全身性骨病。2001 年美国国立卫生研究院（NIH）提出骨质疏松症是以骨强度下降、骨折风险性增加为特征的骨骼系统疾病。该病可发生于不同性别和任何年龄，但多见于绝经后妇女和老年男性。随着中国人口老龄化进程加速、人口预期寿命的增加及国民生活方式的快速变迁，骨质疏松症将给中国带来愈加严峻的挑战。骨质疏松症的严重后果是发生骨质疏松性骨折。骨质疏松性骨折尤其是髋部骨折发病率高，严重影响患者自理能力和生活质量。骨质疏松症及骨质疏松性骨折的治疗和护理需要投入巨大的人力和物力，给家庭和社会造成沉重的负担。值得强调的是，骨质疏松性骨折可防、可治，尽早预防可以避免骨质疏松症及其骨折。因此，普及相关知识，做到早期诊断骨质疏松症，及时预测骨折风险并采用规范的防治措施十分重要。

为推动中国骨质疏松防控宣传教育工作和防控体系能力建设，提高骨质疏松症认知度和防控能力，在国家卫生和计划生育委员会的支持下，中国疾病预防控制中心慢性非传染性疾病预防控制中心和中华医学会骨质疏松和骨矿盐疾病分会共同组织专家，撰写了《骨质疏松症防控指南》，为开展骨质疏松症防控、管理，提供了技术规范和参考。此书包括骨质疏松症的定义和分类，骨质疏松症的流行趋势和危害，骨质疏松症及其骨折的危险因素、发病机制和风险评估，骨质疏松症的临床评价，骨质疏松症的三级预防及实施，骨质疏松症的治疗，以及骨质疏松症的人群防控策略和要点，内容涵盖了从骨质疏松症的流行趋势、风险评估、诊断治疗到防控策略等各个方面，可用于指导医院、疾病预防控制机构、基层医疗卫生服务机构等开展骨质疏松症防控工作，规范其服务内容，提高防控和管理能力。

相信本书的出版发行，可为我国骨质疏松症的防治起到较大的推动作用。

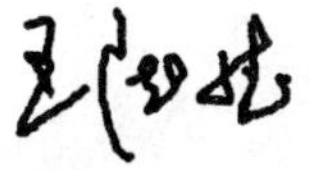

中华预防医学会会长、中国工程院院士

目　录

1 骨质疏松症的定义和分类

1.1 定义

史前时代的医学已有对类似骨质疏松症（osteoporosis）这种疾病的描写，1830年法国病理学家Lobstein J首创“骨质疏松症”一词，将其应用于其病理形态的描述，1871年英国牛津词典收录Osteoporosis，释义为“骨的萎缩（bone atrophy）”，1885年德国病理学家Pommer G在组织学水平上区分了骨质疏松症和骨软化症，1948年Albright定义骨质疏松症为“骨的数量太少”（too little bone in bone）。

1990年10月在丹麦首都哥本哈根举行的第三届国际骨质疏松症大会，首次对骨质疏松症给出明确定义：骨质疏松症是骨量减少、骨组织显微结构受损以及随之而来的骨折危险性增加的一种疾患。

1994年世界卫生组织（WHO）提出的骨质疏松症定义为：骨质疏松症是一种以骨量减少、骨微结构破坏导致的骨骼脆性增加、骨折风险增加为特征的代谢性骨病。

2001年美国国立卫生研究院（NIH）提出的骨质疏松症定义为：骨质疏松症是以骨强度下降、骨折风险增加为特征的骨骼系统疾病。NIH的骨质疏松症定义中强调了骨强度的重要性，骨强度主要包括骨密度和骨质量两方面特性。

（漆璇　夏维波）

1.2 分类

骨质疏松症根据病因分为原发性骨质疏松症（primary osteoporosis）、继发性骨质疏松症（secondary osteoporosis）和特发性骨质疏松症（idiopathicosteoporosis）。

1.2.1 原发性骨质疏松症

原发性骨质疏松症是由于基因因素、各种生理病理因素导致骨骼生长、发育或代谢失衡且原发于骨骼的骨质疏松症，约占骨质疏松症的90%，包括绝经后骨质疏松症（postmenopausal osteoporosis，PMOP，Ⅰ型骨质疏松症）和老年性骨质疏松症（senile osteoporosis，SOP，Ⅱ型骨质疏松症）。因原发性骨质疏松症的发病率随年龄增长而明显增加，也被称为退行性骨质疏松症。

绝经后骨质疏松症为原发性骨质疏松症的主要类型，一般发生在妇女自然绝经后的5～10年内，比同年龄段男性骨质疏松症发病率高6倍左右。据估计，60岁以后，女性每增龄5岁，骨折发生率将增加1倍。其发病机制主要与卵巢功能低下、雌激素分泌不足有关。雌激素水平降低，对破骨细胞的抑制作用减少，从而导致骨吸收大于骨形成，引起高转换型骨质疏松症，反映为骨吸收和骨形成的生化标志物多升高。骨量的丢失以骨小梁最为明显，首先发生于中轴骨，最常发生骨折的部位为胸腰椎。

老年性骨质疏松症一般指老年人（≥65岁）发生的骨质疏松症。SOP的病因不明，目前认为主要与增龄性骨量丢失、肌肉消耗、维生素D和钙缺乏及成骨细胞功能减退等因素相关。与PMOP不同，SOP的骨量减少主要不是由于破骨细胞活性增强，而是成骨细胞活性降低，因此又被称为低转换型骨质疏松症，反映为骨吸收和骨形成的生化标志物多正常或降低。骨量丢失多发生在骨皮质和骨小梁，最常发生骨折的部位为髋部及胸、腰椎。

1.2.2 继发性骨质疏松症

继发性骨质疏松症指有明确病因的骨质疏松症，包括各种影响骨代谢的疾病、药物和其他因素。常见的引起继发性骨质疏松症的疾病和原因见表1-1。

1.2.3 特发性骨质疏松症

特发性骨质疏松症包括特发性青少年骨质疏松症（idiopathic juvenile osteoporosis，IJO）和特发性成年骨质疏松症（idiopathic osteoporosis in adult）。妊娠哺乳相关骨质疏松症（pregnancy and lactation-associated osteoporosis，PLO）作为一种成年女性的特殊骨质疏松症类型，包括在特发性成年骨质疏松症内。

表 1-1 继发性骨质疏松症的病因

内分泌疾病	
甲状旁腺功能亢进	库欣综合征
性腺功能减退症	甲状腺功能亢进
催乳素瘤和高催乳素血症	糖尿病
生长激素缺乏症	
代谢异常	
维生素 D 和（或）钙缺乏	高尿酸血症
高胱氨酸尿症	高尿钙症
药物	
糖皮质激素	肝素
抗惊厥药物（如苯巴比妥、苯妥英）	免疫抑制剂（如甲氨蝶呤、环孢素）
促黄体素释放素激动剂	促性腺激素释放激素拮抗剂
噻唑烷二酮类	长效醋酸甲基黄体酮
酒精	化疗药物
遗传性疾病	
成骨不全	埃勒斯-当洛综合征
马方综合征	
血液系统疾病	
浆细胞病	系统性肥大细胞增多症
白血病	淋巴瘤
镰刀状细胞贫血	重型地中海贫血
慢性溶血性贫血	戈谢病
骨髓异常增生综合征	
泌尿系统疾病	
慢性肾功能不全	肾小管性酸中毒
消化系统疾病	
吸收不良综合征	炎症性肠病
肠外营养	胃切除术后
慢性肝、胆疾病	神经性厌食症
风湿性疾病	
类风湿关节炎	系统性红斑狼疮
系统性硬化病	血清阴性脊柱关节病
感染性疾病	
HIV 感染	
其他	
制动	失重状态

特发性青少年骨质疏松症（IJO）是一种罕见的发生于既往体健儿童身上，且没有明确发病原因的全身性骨代谢疾病。IJO 发病率男女无明显差异，多见于 8～14 岁儿童，以骨质疏松、反复骨折为特征。IJO 通常为自限性

疾病，在青春期后自然缓解，但某些情况下也可导致严重的畸形和功能障碍。本病发病机制尚不明确，可能与成骨细胞与破骨细胞功能障碍、胶原合成异常、青春期生长加速等机制相关。IJO 的诊断必须除外继发性因素，如成骨不全、幼年特发性关节炎、血液系统肿瘤、肾小管酸中毒等疾病。

特发性成年骨质疏松症是一种发生在闭经前成年女性、小于 50 岁男性中没有明确发病原因的全身骨代谢疾病。

妊娠哺乳相关骨质疏松症（PLO）是指妊娠晚期至产后 18 个月内，尤其在产后或哺乳早期所发生的骨质疏松症。PLO 发病机理目前被认为与妊娠期母体及胎儿对钙需求增加、钙和维生素 D 摄入不足、哺乳期钙源丢失、妊娠期机械性压迫导致的神经营养障碍以及妊娠期和产后一段时间内某些激素水平的异常相关。

（漆璇　夏维波）

参考文献

[1] Consensus development conference：Prophylaxis，and treatment of osteoporosis [J]. Am J Med，1991，90：107-110.

[2] Consensus development conference：Diagnosis，prophylaxis，and treatment of osteoporosis [J]. Am J Med，1993，94：646-650.

[3] World Health Organization. Assessment of fracture risk and its application to screening for postmeopausal osteoporosis [J]. WHO technical report series，1994，843 (0).

[4] Consensus development conference Consensus development conference：diagnosis，prophylaxis，and treatment of osteoporosis [J]. Am J Med，1993，94 (6)：646-650.

[5] Anon. NIH consensus development panel on osteoporosis prevention，diagnosis，and therapy，March 7-29，2000：highlights of the conference [M]. South Med J，2001，94 (6)：569-573.

[6] Glaser DL，Kaplan FS. Osteoporosis，definition and clinical presentation [J]. Spine. (Phila Pa 1976)，1997，22 (24) 12S-16S.

[7] Riggs BL，Wahner HW，Dunn WL. Differential changes in bone mineral density of the appendicular and axialskeleton with aging：relationship to spinal osteoporosis [J]. J Clin Invest，1981，67 (2)：328-335.

[8] 廖二元，曹旭．湘雅代谢性骨病学 [M]. 北京：科学出版社，2013.

[9] 王吉耀．内科学（上、下）（供 8 年制及 7 年制临床医学等专业用）（全国高等学校教材）[M]. 北京：人民卫生出版社，2008.

2 骨质疏松症的流行趋势和危害

2.1 全球骨质疏松症及骨质疏松性骨折的现状

骨质疏松症为世界范围的常见病之一，全球大约有 2 亿人口罹患骨质疏松症，其中 80%为绝经后妇女。骨质疏松症发病率随年龄增大而逐渐增高，女性患者明显多于男性，患病率在不同的种族和地理位置间存在差异。随着全球老龄化进展，骨质疏松症和骨质疏松性骨折发生率在全球均呈现上升趋势。

骨质疏松症患者，骨骼强度下降，以至于轻微外力即可导致骨折，被称为骨质疏松性骨折（osteoporotic fracture）或“脆性骨折”（fragility fracture）。骨质疏松症累及全身所有骨骼，但最常发生骨质疏松性骨折的部位为椎体、腕部和髋部，其次可见于盆骨、上臂和小腿等部位。其中，髋部骨折由于致残率和致死率均较高，对老年患者伤害最大而受到重视。脆性骨折发生率很高，在女性中发生率比男性更高。1/3 女性和 1/5 男性会在 50 岁之后遭遇一次骨折。2000 年，全球约有 900 万起新发脆性骨折，即每 3 秒钟就有 1 例脆性骨折发生，其中 170 万例为腰部骨折，160 万例为髋部骨折，140 万例为症状性脊椎性骨折，70 万例为肱骨骨折。61%的骨折发生于女性，其中包括 70%的髋部骨折。一半以上骨折病例发生在欧美，其余大多发生于西太平洋和东南亚地区。

（漆璇　夏维波）

2.2 中国骨质疏松症及骨质疏松性骨折的现状

全国人口普查结果显示，中国已经进入老龄化社会，2010 年第 6 次全国人口普查结果显示，60 岁及以上人口占全国总人口的 13.26%，比 2000 年上升 2.93 个百分点。根据社科院预测，在 2011 年以后的 30 年里，中国人口老龄化将继续加速，至 2030 年，中国 65 岁以上人口占比将超过日本，成为全球人口老龄化程度最高的国家。

中国有7000万～9000万骨质疏松症患者，男女比例约为1∶6，不同地区和民族的骨质疏松症发病率有较大差异。2002年李宁华等人采用分层多段整群抽样方法对中国五大行政区（东北、华北、华东、中南和西南）5593例40岁以上汉族人群进行骨密度测量和问卷调查，按照WHO诊断标准获得的骨质疏松症总患病率为16.1%，其中男性11.5%，女性19.9%。2003—2006由原卫生部科教司组织的全国大规模流行病学调查结果显示：40岁以上汉族人群骨质疏松症总患病率为15.2%，男性和女性分别为5.3%和24.4%；50岁以上人群骨质疏松症总患病率为15.7%，男性和女性分别为8.8%和30.8%。按照调查估算2006年中国50岁以上人群中骨质疏松症患者约6944万人。

中国骨质疏松性骨折发生率目前尚缺乏大样本研究。徐苓等报告中国北京地区50岁以上妇女椎体骨折的患病率为15%。夏维波等分别在1990—1992及2002—2006对北京地区50岁以上人群进行了两次髋部骨折的调查，发现2002—2006年间50岁以上人群年龄调整的髋部骨折率较1990—1992年间明显上升，其中女性上升58%，男性上升49%。朱汉民等于1997年调查的上海地区12000名60岁以上老年人总骨折患病率为15.92%，较1989—1990年的15.57%略有上升。

（漆璇　夏维波）

2.3　流行趋势

随着全球人口老龄化进程加速，骨质疏松症患病率势必不断升高，成为影响全球老年人群的严重健康问题。美国第3次全国营养与健康调查显示，2002年美国50岁及以上人群中预计有1千万人患有骨质疏松症。如果不采取任何措施阻止其发展，预计患病人数将在2020年增至1.4千万。欧洲地区亦是如此，2010年欧洲50～84岁人群中预计有2.75千万骨质疏松症患者，2025年将增至3.39千万，增幅高达23%。目前关于亚洲国家骨质疏松症流行趋势的研究尚缺。

骨质疏松性骨折流行趋势是目前骨质疏松症流行趋势的研究重点。例如，

2005—2025年间美国骨质疏松性骨折人数预计将增加近50%，其中65～74岁人群的增幅高达87%。中国2050年骨质疏松性骨折人数也预计将由2010年的233万增至599万，增幅为158%。流行趋势在不同骨折类型、不同地区间也存在较大差异。

髋部骨折作为骨质疏松性骨折中致死致残率最高的类型，其流行趋势尤其受到重视。髋部骨折流行趋势在亚洲和欧美之间存在显著差异。从全球趋势来看，髋部骨折患病率将持续快速增长。1990年全球共计166万人发生过髋部骨折，C. Cooper等人预计2030年此人数将增至310万，2050年增至625万。

欧美地区的髋部骨折患病率在20世纪后50年，尤其是80、90年代以前呈快速增长，北美平均每年增长率为0.9%，欧洲为2.2%。然而，进入90年代末期，增长出现停滞，甚至开始快速下降，平均每年下降约0.9%～2.4%。上述变化在女性中尤为明显。相反，亚洲髋部骨折患病率却始终保持快速增长。日本髋部骨折患病率在1986—2006年间一直快速增长，仅2001—2006年间年增长率就高达3.8%。新加坡从1965年起保持了平均1%年增长率。中国的情况存在地区差异。香港1966—1985年男性髋部骨折患病率增幅为70%，女性为150%。然而，1995年和1985年髋部骨折患病率却无显著差异，提示1985年后香港髋部骨折患病率增长进入平台期。中国大陆地区髋部骨折患病率则一直快速增长。2008年发表的“白皮书”指出中国50岁以上人群中髋部骨折人数2006年约为69万，预估2020年将增至164万，2050年增至591万。其中，北京地区髋部骨折变化趋势也符合这一规律。1992—2006年间，北京地区50岁以上人群中髋部骨折患病率增幅为女性276%，男性161%；70岁以上人群更为明显，女性为337%，男性为201%。即使在2002—2006年间，髋部骨折患病率也仍保持了每年近10%的增长。

有关椎体骨折流行趋势的研究较少。美国的两项基于临床诊断的椎体骨折研究指出美国椎体骨折患病率在过去70年里保持稳定。瑞士则发现60岁以上人群中影像学诊断的胸、腰椎压缩性骨折患病率持续增长，80岁以上女性增长尤为明显。

前臂远端骨折因其较高的患病率，其流行趋势在欧美众多地区均有研究。在美国明尼苏达州的罗彻斯特，前臂远端骨折患病率在1945—1994年间总体保持了每年0.5%的稳步增长。然而，加拿大、澳大利亚、瑞士和丹麦的骨折患病率则呈现先增长后下降的趋势。

芬兰的研究指出，在1970—1990年间，包括骨盆、跟骨、肋骨在内的其他骨折类型的骨折患病率都呈持续增长，女性较男性明显，年老者较年少者明显。

不同地区骨折流行趋势差异的原因可能是欧美髋部骨折患病率处于增长期和目前的亚洲地区均因快速城市化发展导致了骨折风险增加的一系列生活方式的流行。比如以汽车等交通工具代替了步行，以马桶代替了蹲式厕所，以室内居住的多层建筑代替了配备庭院的独栋楼房等。至于欧美地区过去20年髋部骨折率下降的原因，可能是因为对骨质疏松症的认识和防治的普及，如维生素D和钙剂的应用、抗骨质疏松药物的应用等。

（贾觉睿智　王鸥）

2.4 骨质疏松症的危害

骨质疏松症的危害不仅源于其越来越高的患病率和发病率，更源于疾病本身对人群健康、生活质量和个人及社会经济造成的巨大影响。

2.4.1 健康危害

骨质疏松症对于健康的危害主要源于骨质疏松性骨折。骨折后患者的5年预期生存时间仅为同龄非骨折者的80%。髋部骨折是致死率最高的类型，可增加8%～36%的1年死亡率。髋部骨折后每5人中有1人在1年内死亡，年龄越大，死亡风险越高。椎体骨折也会显著增加死亡风险。在美国每年26.3万的椎体骨折者中，约1.1万在骨折后6年内死亡。而且，椎体骨折可导致严重胸廓畸形，增加因罹患严重肺部疾病而死亡的风险。

骨折后患者即使存活，也常遗留慢性疼痛和残疾等问题。椎体及髋部骨折常导致慢性致残性疼痛，严重影响患者生活。骨折后畸形除会严重影响患者外观外，往往还会严重影响患者健康，比如胸、腰椎骨折可导致胸、腰椎活动度受限，长期以往还会显著减少胸、腹腔容积，导致活动耐力下降，引起限制性肺病等；腰椎骨折还可导致便秘、腹胀、纳差等消化道问题。骨质疏松症对于心理的危害常常被忽略，常见的包括恐惧、焦虑、抑郁、自信心丧失等，多与骨折后慢性疼痛、活动能力下降以及外观畸形有关。此外骨质疏松症还可对包括泌尿、颅面等其他多个系统造成危害。

既往骨折史是非常明确的再发骨折的独立危险因素。发生髋部骨折可将再发髋部骨折风险增加 2.5 倍。椎体骨折可将再发椎体骨折风险增加近 5 倍，将其他部位骨折风险增加 2～3 倍。2014 年一项有关不同部位骨折对主要骨质疏松性骨折（包括椎体、肱骨、髋部和前臂骨折）再发风险影响的研究指出，椎体、肱骨、髌骨、骨盆、髋部、前臂以及踝部骨折均可显著增加再发骨折风险，其中前三者增幅最大，分别为 108％、70％和 54％。

2.4.2 生活质量下降

骨质疏松症及相关骨折对于患者健康、心理及经济的影响势必会显著降低患者生活质量。但是，目前有关骨质疏松症对生活质量直接影响的研究较为匮乏。2013 年一项纳入了 11 个欧美国家共计 2808 名骨折患者的研究，应用生活质量评分工具 EQ-5D 问卷分析了髋部、椎体和前臂远端骨折患者的生活质量评分在骨折前后 4 个月的变化，结果发现骨折后短期内生活质量评分显著下降，降幅为髋部骨折＞椎体骨折＞前臂远端骨折，骨折前评分越高者降幅越大，住院者降幅大于非住院者。亚洲地区中日本在 2009 年的研究发现髋部、椎体和腕部骨折 2 周后患者生活质量评分分别下降 0.42、0.35 和 0.22。

此外，骨折后疗养院居住情况也可反映骨折后生活质量的下降。髋部骨折后仅 40％的患者可完全恢复独立生活能力，近 1/3 需在 1 年内由疗养机构看护，近 20％需要长期看护。疗养院看护会对患者的心理健康及生活质量造成巨大的影响。

2.4.3 个人和社会经济负担

骨质疏松症及相关骨折所造成的巨大经济负担，不仅包括筛查和防治所带来的巨大经济耗费，还包括了骨折后长期护理所造成的耗费。

2000 年全球 900 万骨质疏松性骨折患者所造成的医疗耗费占全球非传染性疾病医疗耗费的 0.83％。在美国，仅 2005 年，骨质疏松症就造成了约 200 万人次的新发骨折，包括 43 万住院人次和 18 万疗养院看护人次。加上既往骨折者，

2005 年美国在骨质疏松性骨折上的医疗耗费高达 190 亿，占全国医疗保健支出的 0.7%，其中新发骨折占 89.5%；骨折中髋部骨折占 72%，椎体骨折占 6%，骨盆骨折占 5%，其他骨折占 14%。研究者预测相关耗费在 2025 年还将增至 253 亿美元，其中 65～74 岁人群增幅超过 87%。并且，上述耗费并未包括骨折者间接的薪酬损失，及患者和照料者生产力丧失所造成的经济损失。中国的情况也不容乐观。中国在 2010 年因骨质疏松性骨折所造成的耗费约 94.5 亿美元，占国家医疗保健支出的 1.8%，远高于美国的比例；并且预计 2035 年相关耗费将会增加 1 倍，2050 年将增至 254.3 亿美元，增幅高达 169%。

髋部骨折在所有骨折医疗耗费中所占比例最高，美国 2005 年所有骨质疏松性骨折医疗支出中，髋部骨折占 72%。其中，不到 30%为直接医疗耗费，比如药物或手术治疗，其余 70%都是非医疗相关耗费，比如疗养院看护、患者转运等。各国髋部骨折每人每年的医疗支出，1997 年全球平均为 21000 美元，2006 年瑞士为 18487 美元，2011 年葡萄牙为 18114 美元，2013 年荷兰和美国分别为 21293 美元和 17166 美元。中国的耗费相对较少，2010—2012 年为 4330 美元，但是仅在 2006 年北京地区就造成了共计 328 万美元的医疗耗费。值得注意的是，虽然欧美国家髋部骨折率已开始呈下降趋势，但是全球髋部骨折的医疗耗费却仍会保持不断增长，预计将会从 1990 年的 348 亿美元增至 2050 年的 1315 亿美元。

由上可见，未来将会有越来越多的人罹患骨质疏松症及骨质疏松性骨折，这不仅将会对人类健康造成极大的危害，也将造成巨大的社会经济负担。但是，目前对骨质疏松症及其骨折的重视程度、筛查和治疗力度还远远不够。全球不足 10%的骨质疏松性骨折的老年妇女接受了抗骨质疏松治疗。美国 67 岁以上有过骨质疏松性骨折的妇女中只有 23%接受过骨密度（bone mineral density，BMD）检测或在骨折后 6 个月内接受过抗骨质疏松药物的治疗。即使是在最严重的髋部骨折患者中，也只有 20%接受治疗。亚洲国家中，2015 年日本的 1300 万骨质疏松症患者中，也仅有 20%接受了抗骨质疏松治疗。国内关于骨质疏松症诊治情况尚缺乏来自大样本的前瞻性调查结果，近期一项来自国内 18 家医院的回顾性调查显示，即使在因骨质疏松性髋部或椎体骨折入院的患者中，BMD 检查率也只有 58%，出院诊断时骨质疏松症诊断率仅有 56.8%；即使在发生骨折后，也仅有28%的患者接受了除钙剂和维生素D补充剂以外的抗骨质疏松药物治疗。因此，亟须在世界范围内普及骨质疏松症相关知识，加大对老年人群和绝经后妇女的筛查力度及对高危和确诊患者的治疗力度。

（贾觉睿智　王鸥）

参考文献

[1] Hernlund E, Svedbom A, Ivergard M, et al. Osteoporosis in the European Union: medical management, epidemiology and economic burden: a report prepared in collaboration with the International Osteoporosis Foundation (IOF) and the European Federation of Pharmaceutical Industry Associations (EFPIA) [J]. Arch Osteoporos, 2013, 8: 136.

[2] Cummings SR, Melton LJ. Epidemiology and outcomes of osteoporotic fractures [J]. Lancet, 2002, 359 (9319): 1761-1767.

[3] Burge R, Dawson-Hughes B, Solomon DH, et al. Incidence and economic burden of osteoporosis-related fractures in the United States, 2005-2025 [J]. Bone Miner Res, 2007, 22 (3): 465-475.

[4] Si L, Winzenberg TM, Jiang Q, et al. Projection of osteoporosis-related fractures and costs in China: 2010-2050 [J]. Osteoporos Int, 2015, 26 (7): 1929-1937.

[5] Cooper C, Campion G, Melton LJ. Hip fractures in the elderly: a world-wide projection [J]. Osteoporos Int, 1992, 2 (6): 285-289.

[6] Johnell O, Kanis JA. An estimate of the worldwide prevalence, mortality and disability associated with hip fracture [J]. Osteoporos Int, 2004, 15 (11): 897-902.

[7] Melton LJ, Therneau TM, Larson DR. Long-term trends in hip fracture prevalence: the influence of hip fracture incidence and survival [J]. Osteoporos Int, 1998, 8 (1): 68-74.

[8] Rodriguez JG, Sattin RW, Waxweiler RJ. Incidence of hip fractures, United States, 1970-83 [J]. Am J Prev Med, 1989, 5 (3): 175-181.

[9] Samelson EJ, Zhang Y, Kiel DP, et al. Effect of birth cohort on risk of hip fracture: age-specific incidence rates in the Framingham Study [J]. Am J Public Health, 2002, 92 (5): 858-862.

[10] Brauer CA, Coca-Perraillon M, Cutler DM, et al. Incidence and mortality of hip fractures in the United States [J]. JAMA, 2009, 302 (14): 1573-1579.

[11] Leslie WD, O'Donnell S, Jean S, et al. Trends in hip fracture rates in Canada [J]. JAMA, 2009, 302 (8): 883-889.

[12] Melton LJ, Kearns AE, Atkinson EJ, et al. Secular trends in hip fracture incidence and recurrence [J]. Osteoporos Int, 2009, 20 (5): 687-694.

[13] Zain EBS, Olerud S, Karlstrom G, et al. Rising incidence of hip fracture in Uppsala, 1965-1980 [J]. Acta Orthop Scand, 1984, 55 (3): 284-289.

[14] Sernbo I, Gullberg B, Johnell O. Hip fracture in Malmo over three decades [J]. Bone, 1993, 14 (1): S19-22.

[15] Abrahamsen B, Vestergaard P. Declining incidence of hip fractures and the extent of use of anti-osteoporotic therapy in Denmark 1997-2006 [J]. Osteoporos Int, 2010, 21 (3): 373-380.

[16] Hagino H, Katagiri H, Okano T, et al. Increasing incidence of hip fracture in Tottori Prefecture, Japan: trend from 1986 to 2001 [J]. Osteoporos Int, 2005, 16 (12): 1963-1968.

[17] Hagino H, Furukawa K, Fujiwara S, et al. Recent trends in the incidence and lifetime risk of hip fracture in Tottori, Japan [J]. Osteoporos Int, 2009, 20 (4): 543-548.

[18] Koh LK, Saw SM, Lee JJ, et al. Hip fracture incidence rates in Singapore 1991-1998 [J]. Osteoporos Int, 2001, 12 (4): 311-318.

[19] Chalmers J, Ho KC. Geographical variations in senile osteoporosis. The association with physical activity [J]. Bone Joint Surg Br, 1970, 52 (4): 667-675.

[20] Lau EM, Cooper C, Wickham C, et al. Hip fracture in Hong Kong and Britain [J]. Int J Epidemiol, 1990, 19 (4): 1119-1121.

[21] Lau EM, Cooper C, Fung H, et al. Hip fracture in Hong Kong over the last decade--a comparison with the UK [J]. J Public Health Med, 1999, 21 (3): 249-250.

[22] China Health Promotion Foundation. White Paper China 2008: osteoporosis, a summary statement of China [R]. Beijing: China Health Promotion Foundation. 2008.

[23] Xia WeiBo, He ShuLi, Xu Ling, et al. Rapidly increasing rates of hip fracture in Beijing, China [J]. J Bone Miner Res, 2012, 27 (1): 125-129.

[24] Cooper C, Atkinson EJ, Kotowicz M, et al. Secular trends in the incidence of postmenopausal vertebral fractures [J]. Calcif Tissue Int, 1992, 51 (2): 100-104.

[25] Islam S, Liu Q, Chines A, et al. Trend in incidence of osteoporosis-related fractures

among 40- to 69-year-old women: analysis of a large insurance claims database, 2000-2005 [J]. Menopause, 2009, 16 (1): 77-83.

[26] Lad SP, Patil CG, Lad EM, et al. Trends in pathological vertebral fractures in the United States: 1993 to 2004 [J]. J Neurosurg Spine, 2007, 7 (3): 305-310.

[27] Bengner U, Johnell O, Redlund-Johnell I. Changes in incidence and prevalence of vertebral fractures during 30 years [J]. Calcif Tissue Int, 1988, 42 (5): 293-296.

[28] Melton LJ, Amadio PC, Crowson CS, et al. Long-term trends in the incidence of distal forearm fractures [J]. Osteoporos Int, 1998, 8 (4): 341-348.

[29] Johansson H, Clark P, Carlos F, et al. Increasing age- and sex-specific rates of hip fracture in Mexico: a survey of the Mexican Institute of Social Security [J]. Osteoporos Int, 2011, 22 (8): 2359-64.

[30] Boufous S, Finch C, Lord S, et al. The epidemiology of hospitalised wrist fractures in older people, New South Wales, Australia [J]. Bone, 2006, 39 (5): 1144-1148.

[31] Jonsson B, Bengner U, Redlund-Johnel I, et al. Forearm fractures in Malmo, Sweden. Changes in the incidence occurring during the 1950s, 1980s and 1990s [J]. Acta Orthop Scand, 1999, 70 (2): 129-132.

[32] Oskam J, Kingma J, Klasen HJ. Fracture of the distal forearm: epidemiological developments in the period 1971-1995 [J]. Injury, 1998, 29 (5): 353-355.

[33] Lauritzen JB, Schwarz P, Lund B, et al. Changing incidence and residual lifetime risk of common osteoporosis-related fractures [J]. Osteoporos Int, 1993, 3 (3): 127-132.

[34] Kannus P, Niemi S, Palvanen M, et al. Rising incidence of low-trauma fractures of the calcaneus and foot among Finnish older adults [J]. J Gerontol A Biol, 2008, 63 (6): 642-645.

[35] Palvanen M, Kannus P, Niemi S, et al. Hospital-treated minimal-trauma rib fractures in elderly Finns: long-term trends and projections for the future [J]. Osteoporos Int, 2004, 15 (8): 649-653.

[36] Palvanen M, Kannus P, Niemi S, et al. Secular trends in the osteoporotic fractures of the distal humerus in elderly women [J]. Eur J Epidemiol, 1998, 14 (2): 159-164.

[37] Kannus P, Niemi S, Parkkari J, et al. Declining incidence of low-trauma knee fractures in elderly women: nationwide statistics in Finland between 1970 and 2006 [J]. Osteoporos Int, 2009, 20 (1): 43-46.

[38] Boufous S, Finch C, Lord S, et al. The increasing burden of pelvic fractures in older

people, New South Wales, Australia [J]. Injury, 2005, 36: 1323-1329.

[39] Siris ES, Selby PL, Saag KG, et al. Impact of osteoporosis treatment adherence on fracture rates in North America and Europe [J]. Am J Med, 2009, 122 (2): S3-13.

[40] Lewiecki EM, Laster AJ. Clinical review: Clinical applications of vertebral fracture assessment by dual-energy x-ray absorptiometry [J]. Clin Endocrinol Metab, 2006, 91 (11): 4215-4222.

[41] Colon-Emeric C, Kuchibhatla M, Pieper C, et al. The contribution of hip fracture to risk of subsequent fractures: data from two longitudinal studies [J]. Osteoporos Int, 2003, 14 (11): 879-883.

[42] Morin SN, Lix LM, Leslie WD. The importance of previous fracture site on osteoporosis diagnosis and incident fractures in women [J]. Bone Miner Res, 2014, 29 (7): 1675-1680.

[43] Tinetti ME, Baker DI, Garrett PA, et al. Yale FICSIT: risk factor abatement strategy for fall prevention [J]. J Am Geriatr Soc, 1993, 41 (3): 315-320.

[44] Abrahamsen B, van Staa T, Ariely R, et al. Excess mortality following hip fracture: a systematic epidemiological review [J]. Osteoporos Int, 2009, 20 (10): 1633-1650.

[45] Leibson CL, Tosteson AN, Gabriel SE, et al. Mortality, disability, and nursing home use for persons with and without hip fracture: a population-based study [J]. Am Geriatr Soc, 2002, 50 (10): 1644-1650.

[46] World Health Organisation. WHO technical report series No. 921, Prevention and management of osteoporosis [M]. Geneva: World Health Organisation, 2003.

[47] Silverman SL, Minshall ME, Shen W, et al. The relationship of health-related quality of life to prevalent and incident vertebral fractures in postmenopausal women with osteoporosis: results from the Multiple Outcomes of Raloxifene Evaluation Study [J]. Arthritis Rheumatol, 2001, 44 (11): 2611-2619.

[48] Glaser DL, Kaplan FS. Osteoporosis. Definition and clinical presentation [J]. Spine (Phila Pa 1976), 1997, 22 (24): S12-16.

[49] Borgstrom F, Lekander I, Ivergard M, et al. The International Costs and Utilities Related to Osteoporotic Fractures Study (ICUROS) --quality of life during the first 4 months after fracture [J]. Osteoporos Int, 2013, 24 (3): 811-823.

[50] Peasgood T, Herrmann K, Kanis JA, et al. An updated systematic review of Health State Utility Values for osteoporosis related conditions [J]. Osteoporos Int, 2009, 20

(6): 853-868.

[51] Borgstrom F, Zethraeus N, Johnell O, et al. Costs and quality of life associated with osteoporosis-related fractures in Sweden [J]. Osteoporos Int, 2006, 17 (5): 637-650.

[52] Marques A, Lourenco O, da Silva JA. The burden of osteoporotic hip fractures in Portugal: costs, health related quality of life and mortality [J]. Osteoporos Int, 2015, 26 (11): 2623-2630.

[53] Hagino H, Nakamura T, Fujiwara S, et al. Sequential change in quality of life for patients with incident clinical fractures: a prospective study [J]. Osteoporos Int, 2009, 20 (5): 695-702.

[54] Office of the Surgeon General (US). Bone health and osteoporosis: a report of the Surgeon General [R]. Rockville (MD): Office of the Surgeon General (US), 2004.

[55] Johnell O, Kanis JA. An estimate of the worldwide prevalence and disability associated with osteoporotic fractures [J]. Osteoporos Int, 2006, 17 (12): 1726-1733.

[56] Johnell O. The socioeconomic burden of fractures: today and in the 21st century [J]. Am J Med, 1997, 103 (2A): 20S-25S; discussion 25S-26S.

[57] Zielinski SM, Bouwmans CA, Heetveld MJ, et al. The societal costs of femoral neck fracture patients treated with internal fixation [J]. Osteoporos Int, 2014, 25 (3): 875-885.

[58] Bonafede M, Espindle D, Bower AG. The direct and indirect costs of long bone fractures in a working age US population [J]. Med Econ, 2013, 16 (1): 169-178.

[59] Qu B, Ma Y, Yan M, et al. The economic burden of fracture patients with osteoporosis in western China [J]. Osteoporos Int, 2014, 25 (7): 1853-1860.

[60] Kanis JA, Svedbom A, Harvey N, et al. The osteoporosis treatment gap [J]. J Bone Miner Res, 2014, 29 (9): 1926-1928.

[61] National Committee for Quality Assurance. Proposed changes to existing measure for HEDIS® 1 2015: osteoporosis management in women who had a fracture (OMW) [M/OL]. [2014-3-2]. http: //www.ncqa.org/Portals/0/HomePage/ OMW.pdf

[62] Solomon DH, Johnston SS, Boytsov NN, et al. Osteoporosis medication use after hip fracture in U.S. patients between 2002 and 2011 [J]. J Bone Miner Res, 2014, 29 (9): 1929-1937.

[63] Wang O, Hu Y, Gong S, et al. A survey of outcomes and management of patients post fragility fractures in China [J]. Osteoporos Int, 2015, 26 (11): 2631-2640.

3 骨质疏松症及其骨折的危险因素、发病机制和风险评估

3.1 骨质疏松症的危险因素

骨质疏松症发病相关因素包括年龄、性别、种族、遗传和家族史、营养状况差或不均衡、低峰值骨量、不良行为生活方式、性激素不足、长期缺乏运动或卧床、相关疾病状态、药物使用等。每种危险因素导致骨质疏松症发病的机制既相互交叉又相对独立，个体发生骨质疏松症往往是多种危险因素综合作用的结果。

3.1.1 年龄

年龄是骨质疏松症的重要危险因素。大量流行病学调查表明，40岁以后人体骨量开始随年龄增加而下降，骨质疏松症及其骨折发生率随年龄增加而上升。绝大部分（90%）髋部骨折发生在50岁以上的人群。增龄引起骨量丢失可能与下列因素有关：①增龄引起性激素分泌减少；②老年钙调节激素分泌障碍引起骨代谢紊乱；③牙齿脱落和消化吸收功能低下引起营养缺乏；④户外运动减少。

3.1.2 性别

由于生理因素的影响，女性峰值骨量明显低于男性，同时随增龄出现的骨丢失速度、骨质疏松症的易感性、各部位骨折发生风险均明显高于男性。女性骨质疏松症高发可能与下列因素有关：①由于生理因素影响及饮食和运动习惯的差别，女性钙摄入量在各年龄组均低于男性，早期钙摄入不足可影响成熟期峰值骨量，而成年后钙营养不良则可加速老年时骨量丢失；②妇女在

妊娠期和哺乳期常有严重钙流失和钙缺乏；③妇女更年期雌激素水平显著下降，骨量丢失明显加速；④部分女性节食减肥，体重迅速下降多伴有骨量丢失加速。

3.1.3 体重

体重对骨密度的影响与骨组织所承受的机械负荷有关。过低体重是骨质疏松症的一项危险因素。适当的体重或体重指数使骨组织所承受的机械负荷相应增加，从而减少骨吸收并刺激骨形成，有利于提高骨强度，进而延缓骨质疏松症的发生。高体重或体重指数对骨密度的保护作用还与脂肪组织能衍生成雌激素、使性激素结合球蛋白降低，从而提高游离性激素水平有关。此外，适量的脂肪，可以起到缓冲保护骨骼的作用，从而降低跌倒时骨折发生的风险。

3.1.4 种族

骨质疏松症发病率有明显种族差异，白种人最高，黄种人次之，黑种人最低，黑种人对骨质疏松症易感性明显低于白种人和黄种人。而世界各地骨折发生率也呈现类似趋势：美国最高，新西兰、西欧次之，中国香港、新加坡再次，南非黑人最低。有研究表明，黑种人与白种人骨量丢失速率相近，但黑种人骨峰值比白种人高10%。除此之外，这种差异还可能与不同种族间体力活动、日照及膳食习惯等因素有关。

3.1.5 遗传和家族史

近年来的研究证实骨质疏松症是一种复杂的疾病。包括维生素D受体基因、雌激素受体基因等多种候选基因遗传变异在骨质疏松症的发生和发展中起一定作用。遗传因素对骨量和骨折的重要作用已经被多项研究所证实，同时有研究表明有骨质疏松性骨折家族史的人群发生骨折的风险明显升高，其中以髋关节骨折最为显著。而这种风险的升高不完全依赖于骨密度值，提示遗传因素在骨质疏松性骨折发生中的独立作用。

3.1.6 营养

多种营养元素的摄入量对骨质疏松症发生存在重要影响。①钙质：足够钙摄入有助于获得最佳峰值骨量，维持成年期骨量，减缓老年期骨钙丢失。当钙摄入不足时，机体为维持血钙水平，将骨钙释放入血，导致骨质中钙量逐渐减少，容易引起骨质疏松症。②维生素 D：维生素 D 作为机体必需的营养成分，在维持钙磷代谢平衡中起着重要的作用。维生素 D 缺乏可导致钙吸收减少、骨矿化受阻、骨密度减低，出现骨软化；还可诱发甲状旁腺素分泌过多，加速骨转换和骨丢失，促进骨质疏松症的发生。③蛋白质：蛋白质是骨的重要结构成分，长期蛋白质缺乏将引起骨折危险增高，而摄入过多则会促进尿钙排泄，加速骨量丢失，动物蛋白的这种作用更为明显。

3.1.7 低峰值骨量

峰值骨量是人在生命成熟时期获得的最高骨量，男性和女性在 20～40 岁达到峰值骨量，骨质疏松症是由峰值骨量和骨量丢失速度两方面因素决定的，因此低峰值骨量是诱发骨质疏松症的重要危险因素。由于受遗传、种族、疾病、药物等因素的影响而造成峰值骨量较低的人群，发生骨质疏松症和骨折的风险明显高于峰值骨量较高的人群。

3.1.8 不良行为生活方式

不良生活方式包括：①吸烟。吸烟被普遍认为是骨质疏松症和骨折发生的危险因素，且近期正在吸烟的人群比既往有吸烟史但已戒烟的人群发生骨质疏松症风险更高。吸烟危害骨骼健康的机制可能与烟草中的烟碱能增加骨吸收、抑制骨形成有关。若每天吸烟 20 支，25～30 年后骨量会下降 8%～10%。②酒精。过量饮酒会增加骨量的丢失，导致骨质疏松症发生。酒精引起骨质疏松症的原因是多方面的，主要与抑制成骨细胞功能、影响性激素分泌、干扰维生素 D 代谢及甲状旁腺激素分泌等有关。③咖啡、茶与碳酸饮料。大量饮用咖啡、浓茶和碳酸饮料可影响钙质吸收、干扰正常骨代谢，可能影响最佳骨峰值的获得和加速骨量的丢失，从而导致骨质疏松症发生。④高盐饮食。有研究表明高盐饮食可促进尿钙排泄，导致骨丢失，故高盐饮食是骨质疏松症的高危膳食因素。

3.1.9 性激素不足

雌激素缺乏会导致骨质疏松症发生风险升高。研究表明绝经或双侧卵巢切除可使妇女体内雌激素水平迅速下降，随后骨量丢失率、骨质疏松症和骨折发生率明显上升。其机制与雌激素缺乏影响肠钙吸收和增加尿钙排泄、导致骨代谢紊乱有关。

3.1.10 长期缺乏运动或长期卧床

长期缺乏运动或长期卧床会造成肌肉萎缩，使骨骼和成骨细胞受到的机械刺激减弱，骨吸收增加、骨形成减少，导致骨质疏松症的发生。据估计，瘫痪者或在失重状态下的宇航员每周骨丢失率高达1%，钙丢失达200～300 mg/d。因此体育锻炼可以延缓、减慢骨丢失，预防骨质疏松症。

3.1.11 相关疾病状态

处于亚健康状态或疾病状态的人群发生骨质疏松症风险比健康人群更高。某些疾病如性腺功能减退、肾上腺皮质功能亢进、甲状腺功能亢进、甲状旁腺功能亢进、胃肠道疾病、严重肝肾疾病和钙磷代谢紊乱、骨软化症、某些恶性肿瘤、抑郁症等都会促进骨量丢失或干扰骨代谢，从而导致骨质疏松症的发生。

3.1.12 药物

长期使用骨吸收增加、骨形成减少的药物，可增加骨质疏松症发生的风险，如糖皮质激素、甲状腺激素、含铝抗酸剂、某些化疗药物等。其中糖皮质激素的使用是骨质疏松症发生的重要独立危险因素。既往和正在应用糖皮质激素的患者发生骨质疏松症和各部位骨折的风险明显升高，以髋部骨折最为显著。其机制可能与糖皮质激素导致骨丢失增加及糖皮质激素所治疗的疾病本身对骨代谢的干扰有关。

（房方　朱梅）

3.2 骨质疏松性骨折的危险因素

骨质疏松性骨折（osteoporotic fracture）又称脆性骨折，是指在受到轻微外力或日常活动中发生的骨折，好发于椎体、髋部和前臂远端，是骨质疏松症最具有破坏性的结局。女性一生发生骨质疏松性骨折的危险性（40%）超过发生乳腺癌、子宫内膜癌和卵巢癌的总和，男性一生发生骨质疏松性骨折的危险性（13%）超过前列腺癌。多个相互作用的危险因素影响骨质疏松性骨折的发生，其中骨密度直接关系着患者骨折风险度，大部分脆性骨折发生在骨量已经减少的人群。但骨密度不能全面提示骨强度，因此除了骨密度以外，临床风险因素评估对骨质疏松性骨折的预测亦非常重要，这些危险因素可归纳为自身因素和外界因素两方面。

3.2.1 自身因素

主要包括年龄、性别、种族、既往骨折史和直系亲属骨折史。

3.2.1.1 年龄　年龄主要通过影响人体的骨密度，与骨折的发生相关联。20～40 岁人体骨量达到峰值，35 岁后随着年龄增加骨量开始降低，骨折发生风险随之升高。相同骨密度的患者，年龄越大发生骨折的风险就越高。

3.2.1.2 性别　由于生理因素的影响，女性的峰值骨量明显低于男性。伴随年龄增长，女性绝经后雌激素水平迅速下降，使得破骨细胞活性增强，导致骨量快速丢失。因此，女性发生骨质疏松性骨折的风险高于男性。

3.2.1.3 种族　由于遗传、地域的影响，不同地区的人群在骨折发生率上存在一定差别，白种人比黄种人和黑种人更容易发生骨质疏松性骨折。

3.2.1.4 既往骨折史　既往骨折史特别是脆性骨折史，对未来脊柱和髋部发生骨折有极强的预测作用，是独立的骨折风险因素。

3.2.1.5 直系亲属骨折史　遗传因素对骨质疏松性骨折的发生十分重要，如患者父母存在髋部骨折史，也是患者发生骨折的独立危险因素。

3.2.2 外界因素

主要包括低体重指数、不良生活方式、营养状态、药物影响、合并基础疾病和跌倒。

3.2.2.1 低体重指数　重力和肌肉收缩可影响骨细胞的功能和代谢，低体重指数的人更容易发生骨质疏松性骨折。

3.2.2.2 不良生活方式　吸烟在一定程度上影响人体对钙的吸收和利用，影响骨密度并增加骨折风险。吸烟史越长，骨折风险越高。过量饮酒与骨折发生风险直接相关，但其影响是非线性的，这与饮酒量相关。碳酸饮料及含咖啡因饮料的过度饮用，会增加骨折风险。此外，缺乏体力活动可使肌肉强度减弱，机械刺激减少，导致骨质疏松性骨折风险的增加。

3.2.2.3 营养状态　饮食中的钙和维生素 D 摄入量不足，则不能维持体内的钙平衡，进而引起骨量的丢失，增加骨折的风险。

3.2.2.4 药物影响　长期应用糖皮质激素、抗惊厥类药、肝素、免疫抑制剂等，会增加骨折风险。

3.2.2.5 合并基础疾病　类风湿关节炎、炎性肠病、甲状腺功能亢进、1 型和 2 型糖尿病、性腺功能减退症、肾功能不全等通过炎症、吸收功能障碍、影响维生素 D 代谢等途径增加骨折风险。各专业医生在治疗本专业疾病的同时需提高对骨质疏松症的防治意识，加强学科间的协作，使骨质疏松症患者得到规范的诊断和治疗。

3.2.2.6 跌倒　跌倒是骨质疏松性骨折的重要危险因素，骨折危险性与跌倒的发生率明显相关。

（李凤翱　朱梅）

3.3 骨质疏松症的发病机制

正常成熟骨的代谢主要以骨重建形式进行，在全身激素、局部细胞因子和其他调节因子的协同作用下，骨组织不断吸收旧骨，生成新骨，如此周而复始地循环进行，形成了体内骨转换的相对稳定状态。在整体水平，经典的内分泌激素（如雌激素、雄激素、活性维生素 D、甲状旁腺激素等）通过多种途径直接或间接地作用于骨组织，影响骨的代谢。在细胞水平，骨组织中的骨细胞、成骨细胞、破骨细胞之间的作用相互影响、相互平衡，维持着骨的正常重建与代谢。在组织水平，细胞因子参与骨的代谢调节，从而形成多个层面的、相互联系和制约的骨重建调节网络。

绝经后骨质疏松症，主要是由于雌激素缺乏、患者的骨转换率增高、骨小梁的骨量快速丢失。老年性骨质疏松症，病因未明，与增龄有直接关系，可能主要与骨形成速率下降、钙和维生素D缺乏、肠和肾对矿物质的代谢紊乱及继发性甲状旁腺功能亢进有关。

下面将分别从内分泌激素、局部因子（细胞因子和旁分泌激素）和免疫因素方面探讨骨质疏松症的病理机制。

3.3.1 内分泌激素

3.3.1.1 雌激素　雌激素对维持骨量至关重要。在正常情况下，雌激素可抑制破骨细胞前体细胞增殖为成熟破骨细胞，抑制成熟破骨细胞的骨吸收活性，并有利于破骨细胞的正常凋亡；而对成骨细胞和骨细胞发挥相反的作用，抑制其凋亡并增强其功能。雌激素缺乏时，破骨细胞和成骨细胞生成均增加，骨重建速度升高，但成骨细胞和骨细胞凋亡增加，故导致骨形成和骨吸收失衡，骨吸收大于骨形成，从而引起骨量丢失。

3.3.1.2 雄激素　雄激素也是促进骨形成的重要调节激素，尤其在膜性骨形成过程中起着不可替代的作用，它主要通过刺激骨形成或间接通过肌肉发育来影响骨形成，作用部位主要在骨皮质，和雌激素主要通过降低骨转换率、减少骨小梁的骨吸收等作用协调互补。

3.3.1.3 维生素D　维生素 D_3 ［$1,25\text{-}(OH)_2D_3$］的主要生理作用是升高血钙和血磷，有利于类骨质矿化和骨形成。这些作用通过与特异的受体结合，从而调节肠道、肾和骨组织的代谢。

$1,25\text{-}(OH)_2D_3$ 对骨组织的作用可归纳为如下几点：①作为骨基质蛋白基因转录的调节因子，调控Ⅰ型胶原和骨钙素等的合成。②促进破骨细胞前体细胞分化为破骨细胞，促进破骨细胞的骨吸收作用。③以升调节方式促进破骨细胞整合素基因的表达，维生素D代谢物对骨组织的作用主要是为骨的矿化提供合适的微循环。④$1,25\text{-}(OH)_2D_3$ 通过活化和抑制相关的转录因子，调节成骨过程。⑤防止成骨细胞衰老，同时对老化的成骨细胞有增强其成骨活性的作用。另一方面，破骨细胞的功能维持与分化也需要 $1,25\text{-}(OH)_2D_3$ 的调节。

因此 1,25-$(OH)_2D_3$ 对骨的作用具有双相性。一方面可促进骨形成，另一方面又促进骨吸收。在体内，骨形成和骨吸收依靠 1,25-$(OH)_2D_3$ 和护骨因子（osteoprotegrin，OPG）/RANKL/RANK 系统耦联，并在其他生长因子和细胞因子的协同作用下调节骨重建过程。

3.3.1.4 甲状旁腺激素　甲状旁腺激素（parathyroid hormone，PTH）对骨转换的作用较为复杂。在过高浓度的 PTH 作用下，PTH 可以增加破骨细胞数量和活性，刺激骨吸收，导致骨丢失大于骨形成。但在骨组织内，适当浓度的 PTH 使成骨细胞活性超过破骨细胞，骨形成速率增加，骨形成大于骨吸收。

3.3.2 局部因子

局部因子主要包括细胞因子和旁分泌激素等。由于不同部位的骨质疏松症情况不完全相同，因此局部因子在骨质疏松症发病中的作用可能比循环中的激素更重要。

3.3.2.1 细胞因子　骨质疏松症患者多有 IL-1、IL-6 和 TNF-α 增高。IL-6 为一种多功能细胞因子，可作用于破骨细胞前体，促进其分化和活性，刺激骨吸收。IL-1 可诱导骨原细胞分化为破骨细胞。肿瘤坏死因子（tumor nerosis factor ，TNF）可刺激 RANKL 所诱导的破骨细胞生成。

3.3.2.2 前列腺素　前列腺素是调节骨代谢的重要因子，具有调节骨重建的多重功能。在前列腺素家族中，以 E 类的前列腺素（prostaglandin E，PGE）作用最强。前列腺素在骨质疏松症中的作用是它可作为许多因子的扩增子或调节子，促进了骨质疏松症的发生与发展。

3.3.2.3 OPG/RANKL/RANK 系统　OPG 是通过与表达于成骨细胞谱系表面的核因子 κB 受体活化因子配体（neceptor actiuator for nnclear factor-κB ligand，RANKL）结合，竞争性抑制 RANKL 与位于破骨细胞谱系表面的 RANK 间的信号传导，从而阻断 RANKL 对破骨细胞生成的诱导作用，因而是 RANKL 的诱饵受体。

RANKL 能直接刺激破骨细胞发育并使之激活。在适当浓度的巨噬细胞集落刺激因子（macrophage Colongstimnlating factor，M-CSF）协同作用下，它可促进破骨细胞形成、成熟，抑制其凋亡。RANKL 也可刺激成熟破骨细胞的活性，加强骨吸收。RANKL 可与位于破骨细胞表面的受体 RANK 发生高亲和力结合，引起破骨细胞分化和激活。

RANKL、OPG 和 RANK 构成直接影响破骨细胞分化和功能，调节骨再建的枢轴旁分泌系统，是其他许多趋钙激素和细胞因子介导破骨细胞生成和骨吸收的最终和共有通路。

3.3.3　免疫因素

除上述较为传统的骨质疏松症发病机制外，近年来，有学者提出“炎性老化”观点，认为衰老实质上是一种低度、慢性、系统性的炎性进程，而骨质疏松症作为一种与衰老相关的疾病，也与炎性进程相关。

（贾红蔚　朱梅）

3.4　骨质疏松症及其骨折的风险评估

骨质疏松症为多因素疾病，且个体易感性不同，早期对个体进行风险评估可为尽早采取合适的防治措施提供帮助。

3.4.1　骨质疏松症风险评估

评估的主要目的是加大对高危人群的筛查力度，切断骨质疏松症发展为骨折的链条。目前公认的骨质疏松症早期筛查工具有两种：

3.4.1.1 国际骨质疏松症基金会（International Osteoporosis Foundation，IOF）的骨质疏松症风险一分钟问卷　①是否曾经因为轻微的碰撞或者跌倒就发生骨折；②父母是否曾有轻微碰撞或者跌倒发生髋部骨折；③是否连续 3 个月以上服用可的松、泼尼松等激素类药品；④身高是否比年轻时降低超过 3 cm；⑤是否经常大量饮酒；⑥每天吸烟是否超过 20 支；⑦是否经常患腹泻（由消化道疾病或者肠炎引起）；⑧（女士）是否在 45 岁之前绝经；⑨（女士）是否曾有连续 12 个月以上没有月经（除怀孕期间）；⑩（男士）是否患有阳痿或性欲低下。以上问题只要其中一题结果回答为“是”，即为阳性。

3.4.1.2 亚洲人骨质疏松症自测指数（Asian osteoporosis self testing index，OSTA）　此工具是源自对亚洲 8 个国家和地区绝经后妇女的研究，收集多项骨质疏松症危险因素并进行骨密度的测定，从中筛选出 11 个与骨密度具有显著相关的风险因素，并通过多变量回归模型分析，得出最能体现诊断灵敏度和特异度的 2 项简易筛查指标，即年龄和体重。OSTA 指数计算方法为（体重－年龄）×0.2。结果＞－1，为低风险；结果为－4～－1，为中风险；结果＜－4，为高风险。也可以通过图 3-1 根据年龄和体重进行快速评估。

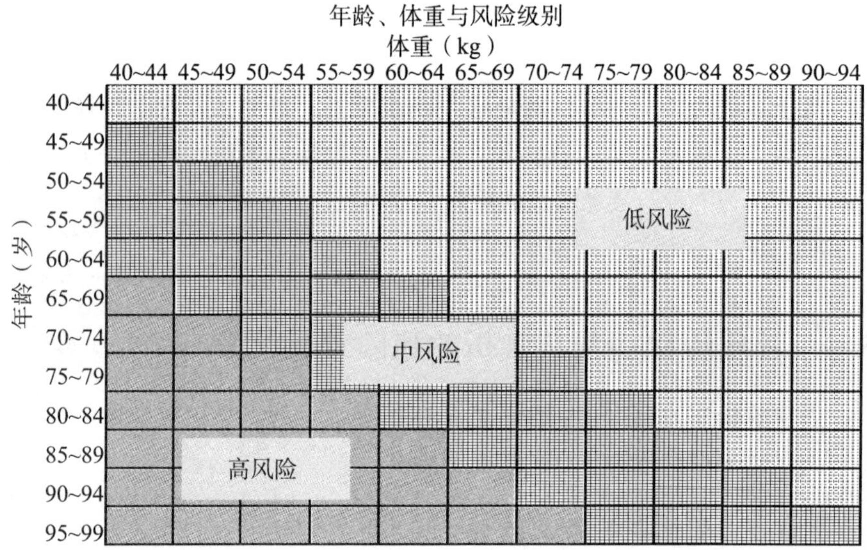

图 3-1 年龄、体重与骨质疏松症患病风险级别

3.4.2 骨质疏松性骨折的风险评估

世界卫生组织推荐的骨质疏松性骨折风险预测简易工具（fracture risk assessment tool，FRAX®）是可以用来计算 10 年内骨质疏松性骨折发生概率的简易工具。该工具的计算参数包括股骨颈骨密度和临床危险因素。在没有股骨颈骨密度时可由全髋骨密度替代，不建议使用非髋部的骨密度。在没有骨密度检测条件时，FRAX® 也提供了仅应用体重指数（BMI）和临床危险因素进行评估的计算方法。

FRAX® 明确的骨折常见危险因素包括：①高龄；②女性；③低骨密度；④BMI≤19 kg/m^2；⑤既往脆性骨折史，尤其是髋部、尺桡骨远端及椎体骨折史；⑥父母髋部骨折史；⑦接受糖皮质激素治疗，口服任何剂量≥3 个月；⑧吸烟；⑨过量饮酒；⑩合并其他引起继发性骨质疏松症的疾病；⑪类风湿关节炎。

由于我国缺乏依据 FRAX®结果计算的治疗阈值，临床上可参考其他国家的资料，如美国国家骨质疏松症指南中提到的当 FRAX® 工具计算出髋部骨折概率≥3％或任何重要部位的骨质疏松性骨折的发生概率≥20％时，为骨质疏松性骨折高危患者；而欧洲一些国家的治疗阈值为髋部骨折概率≥5％，在临床应用中可依据个人情况酌情决定。

对于没有发生过骨折又是低骨量的人群（T 值为－2.5～－1），使用 FRAX® 工具可以简捷地计算出每位个体发生骨折的绝对风险，为临床制订治疗方案提供依据。而对于临床上已明确诊断为骨质疏松症或者已经发生脆性骨折的患者，则不必再用 FRAX® 进行评估，应及时开始治疗。

FRAX® 工具实际应用中存在一定局限性：①类风湿关节炎患者已受损的功能状态可能成为临床骨折的一个危险因素，FRAX® 可能会低估此类患者的骨折概率；②烟龄和吸烟量可对骨折风险产生一定影响，但无法将其量化；③跌倒是发生骨折的危险因素，但并未做为 FRAX® 模型的输入变量，且无法量化，可能会低估存在跌倒史的患者的骨折风险；④既往骨折次数与未来骨折风险有一定相关性，FRAX® 可能会低估有多次骨折史患者的骨折风险；⑤既往椎体骨折的严重程度与未来骨折风险相关，FRAX® 可低估既往严重椎体骨折患者的骨折风险；⑥髋关节、脊椎和肱骨骨折较其他部位骨折提示更高风险的未来骨折，但 FRAX® 无法将其叠加量化；⑦父母的非髋部脆性骨折史也可以成为骨折的一个危险因素，FRAX® 可能会低估有此类家族史的患者骨折概率；⑧糖皮质激素应用剂量和途径的差异化可能影响骨折风险的评估。FRAX® 可能会低估大剂量吸入糖皮质激素患者的骨折概率。进行适量糖皮质激素替代治疗的患者并未增加骨折的风险，此类患者不应纳入 FRAX® 计算。

3.4.3 跌倒的风险评估

导致跌倒的危险因素包括以下几种：①环境因素，光线暗、路上障碍物、地毯松动、卫生间缺乏扶手、路面滑等；②健康因素，年龄、女性、心律失常、视力差、应激性尿失禁、既往跌倒史、直立性低血压、行动障碍、药物（如睡眠药、抗惊厥药及影响精神的药物等）、久坐、缺乏运动、抑郁症、精神和认知能力疾患、焦急和易冲动、维生素 D 不足 [1,25-$(OH)_2D_3$<30 ng/ml (或<75 nmol/L)] 和营养不良；③神经肌肉因素，平衡功能差、肌肉无力、驼背、感觉迟钝；④恐惧跌倒。建议对老年人的跌倒风险使用国家卫生计生委推荐的老年人跌倒风险评估表进行评估，具体见表 3-1。得分 1～2 分为低危，3～9 分为中危，10 分及以上为高危。

表 3-1　老年人跌倒风险评估表

情况	权重	得分	情况	权重	得分
运动			**睡眠状况**		
步态异常/假肢	3		多醒	1	
行走需要辅助设施	3		失眠	1	
行走需要旁人帮助	3		夜游症	1	
跌倒史			**用药史**		
有跌倒史	2		新药	1	
因跌倒住院	3		心血管药物	1	
精神不稳定状态			降压药	1	
谵妄	3		镇静、催眠药	1	
痴呆	3		戒断治疗	1	
兴奋/行为异常	2		糖尿病用药	1	
意识恍惚	3		抗癫痫药	1	
自控能力			麻醉药	1	
大便/小便失禁	1		其他	1	
频率增加	1		**相关病史**		
保留导尿	1		神经科疾病	1	
感觉障碍			骨质疏松症	1	
视觉受损	1		骨折史	1	
听觉受损	1		低血压	1	
感觉性失语	1		药物/酒精戒断	1	
其他情况	1		缺氧症	1	
			年龄 80 岁及以上	3	

来源：卫生部的老年人预防跌倒干预技术指南 [EB/OL]. http://www.nhfpc.gov.cn/jkj/s5888/201109/d8f39b224bd144f4946b38491fa015dd.shtml

（李凤翔　朱梅　程群）

参考文献

[1] Kanis JA, WHO Study Group. Assessment of fracture risk and its application to screen-

ing for postmenopausal osteoporosis: Synopsis of a WHO report [J]. Osteoporosis Int, 1994, 4 (6): 368-381.

[2] 杨金秋，姜小鹰．骨质疏松的危险因素及其评估 [J]. 福建医科大学学报，2005，39 (2)：237-239.

[3] 刘敏玲，严文钰．原发性骨质疏松的危险因素 [J]. 国外医学卫生学分册，1998 (2)：93-97.

[4] Mildred T, George EB, Roy RP. Densities of bones of white and Negro skeletons [J]. J Bone Joint Surg Am, 1960, 42 (1): 50-58.

[5] Cummings S R, Kelsey J L, Nevitt M C, et al. Epidemiology of osteoporosis and osteoporotic fractrures [J]. Epidemiol Rev, 1985, 7 (1): 178-208.

[6] 李文华，朱润生．遗传基因与骨质疏松的研究进展 [J]. 山西医科大学学报，2003，34 (4)：363-366.

[7] Kanis JA, Johansson H, Oden A, et al. A family history of fracture and fracture risk: a meta-analysis [J]. Bone, 2004, 35 (5): 1029-1037.

[8] 安珍，程静，王文志，等．峰值骨量与骨质疏松 [J]. 现代康复，2001，5 (2)：14-17.

[9] Kanis JA, Johnell O, Oden A, et al. Smoking and fracture risk: a meta-analysis [J]. Osteoporos Int, 2005, 16 (2): 155-162.

[10] 汪德华，龚敏．影响老年性骨质疏松发生的多因素探讨 [J]. 中国临床康复，2003，7 (30)：4150.

[11] Kanis J A, Johansson H, Johnell O, et al. Alcohol intake as a risk factor for fracture [J]. Osteoporos Int, 2005, 16 (7): 737-742.

[12] David TF, Douglas PK, Jennifer JA, et al. Alcohol consumption and hip fractures: the Framingham Study [J]. Am J Epidemiol, 1988, 128 (5): 1102-1110.

[13] Krolner B, Nielsen SP. Bone mineral content of the lumbar spine in normal and osteoporotic women: cross-sectional and longitudinal studies [J]. Clin Sci, 1982, 62 (3): 329-336.

[14] Heaney R P, Gallagher JC, Johnston CC, et al. Calcium nutrition and bone health in the elderly [J]. Am J Clin Nutr, 1982, 36 (5): 986-1013.

[15] John AK, Helena J, Anders O, et al. A meta-analysis of prior corticosteroid use and fracture risk [J]. J Bone Miner Res, 2004, 19 (6): 893-899.

[16] 方岩，朱涛，刘文斌，等．影响骨质疏松性骨折的危险因素和评估方法 [J]. 中国骨

质疏松杂志，2011，17（10）：925-932.

[17] 孟迅吾．原发性骨质疏松症的危险因素和风险评估［J］．诊断学理论与实践，2012，11（1）：1-4.

[18] 陈懿，尹知训，李之琛，等．骨质疏松骨折风险评估［J/OL］．中华关节外科杂志，2012，6（4）：643-647.

[19] 申浩，谢雁鸣．骨质疏松性骨折的危险因素及中医证候要素风险评估研究现状［J］．中国骨伤，2014，27（3）：261-265.

[20] 中华医学会骨质疏松和骨矿盐疾病分会．原发性骨质疏松症诊治指南（2011 年）［J］．中华骨质疏松和骨矿盐疾病杂志，2011，4（1）：2-16.

[21] 卜石，邢小燕．老年骨质疏松症防治［J］．中华内分泌代谢杂志，2014，30（10）：886-888.

[22] 廖祥鹏，张增利，张红红，等．维生素 D 与成年人骨骼健康应用指南（2014 年简化版）［J］．中国骨质疏松杂志，2014，20（6）：718-722.

[23] 李凤翱，汤绍芳，朱梅．炎性反应与骨骼健康［J］．中华骨质疏松和骨矿盐疾病杂志，2013，（3）：266-270.

[24] Rachner T D，Khosla S，Hofbauer L C. Osteoporosis：now and the future［J］. Lancet，2011，377（9773）：1276-1287.

[25] Ruggiero C，Zampi E，Baroni M. Fracture prevention service to bridge the osteoporosis care gap［J］. Clin Interv Aging，2015，25（10）：1035-1042.

[26] Manolagas S C，Kousteni S，Jilka R L. Sex steroids and bone［J］. Recent Prog Horm Res，2002，57：385-409.

[27] Orwoll E S. Androgens：basic biology and clinical implication［J］. Calcif Tissue Int，2001，69（4）：185-188.

[28] Lombardi G，Di Somma C，Rubino M，et al. The roles of parathyroid hormone in bone remodeling：prospects for novel therapeutics［J］. J Endocrinol Invest，2011，34（7 Suppl）：18-22.

[29] Akatsu T，Murakami T，Nishikawa M，et al. Osteoclastogenesis-inhibitory factor suppresses osteoclast survival by interfering in the interaction of stromal cells with osteoclast［J］. Biochem Bioph Res Co，1998，250（2）：229-234.

[30] Lacey D L，Timms E，Tan H L，et al. Osteoprotegerin ligand is a cytokine that regulates osteoclast differentiation and activation［J］. Cell，1998，17，93（2）：165-176.

[31] Hsu H，Lacey D L，Dunstan CR，et al. Tumor necrosis factor receptor family mem-

ber RANK mediates osteoclast differentiation and activation induced by osteoprotegerin ligand [J]. Proc Natl Acad Sci USA，1999，96（7）：3540-3545.

[32] Pietschmann P，Mechtcheriakova D，Meshcheryakova A，et al. Immunology of Osteoporosis：A Mini-Review. Gerontology. 2016，62（2）：128-137.

[33] Franceschi C，Campisi J. Chronic inflammation（inflammaging）and its potential contribution to age-associated diseases [J]. J Gerontol A-biol，2014，69（1）：S4-S9.

[34] 胥晓明，李娜，程晓光 . ISCD 和 IOF 关于骨质疏松骨折风险评估（FRAX）临床应用的共识 [J]. 中国骨质疏松杂志，2014，20（12）：1514-1516.

[35] 孟迅吾 . 原发性骨质疏松症的危险因素和风险评估 [J]. 诊断学理论与实践，2012，11（1）：1-4.

[36] 朱再胜，章振林 . 骨折风险评估工具（FRAX）对绝经后低骨量女性骨折的预测价值 [J]. 中华骨质疏松和骨矿盐疾病杂志，2013，6（3）：213-217.

[37] 李育红，章振林 . 骨折风险评估工具（FRAX）对男性骨折的预测价值 [J]. 中华骨质疏松和骨矿盐疾病杂志，2013，6（4）：303-307.

[38] 中华医学会骨质疏松和骨矿盐疾病分会 . 原发性骨质疏松症诊治指南（2011 年）[J]. 中华骨质疏松和骨矿盐疾病杂志，2011；4（1）：2-16.

[39] 卜石，邢小燕 . 老年骨质疏松症防治 [J]. 中华内分泌代谢杂志，2014，30（10）：886-888.

[40] 于梅，马远征，唐雯 . 社区骨质疏松症老人预防跌倒研究进展 [J]. 中国骨质疏松杂志，2012，18（12）：1157-1160.

[41] 黄公怡 . 跌倒与骨质疏松性骨折 [J]. 中华骨质疏松和骨矿盐疾病杂志，2011，4（3）：149-154.

[42] 罗德军，周旭，董锡亮，等 . 跌倒致老年人骨质疏松性骨折的研究进展 [J]. 中国老年学杂志，2010，13（7）：1917-1919.

[43] 杨海明，林华，徐天舒，等 . 绝经后骨质疏松跌倒风险的分析与评价 [J]. 中国骨质疏松杂志，2010，16（5）：347-349.

[44] Aspray TJ. Fragility fracture：recent developments in risk assessment [J]. Ther Adv Musculoskel Dis，2015，7（1）：17-25.

4 骨质疏松症的临床评价

骨质疏松症是一种悄悄发生的全身性代谢性骨病，早期常无明显的特异性症状，因此进行临床评价，如详细采集病史、进行系统全面的体格检查、评估临床危险因素和开展有针对性的辅助检查等，对于早期发现骨质疏松症和骨质疏松性骨折的高危患者、寻找骨质疏松症的病因、开展鉴别诊断和选择治疗方案等都具有重要意义。

4.1 病史采集

与其他疾病的诊治一样，在骨质疏松症临床评价中，需要进行详细的病史采集。由于骨质疏松症在早期常无明显症状，因此，在病史采集中，应特别注意危险因素、相关疾病以及使用药物的信息，主要包括以下几方面（见表 4-1）。

4.1.1 年龄　骨质疏松症是中老年人的常见病，随着人口老龄化的加速，其患病率呈明显上升趋势。因此，老龄是重要的骨质疏松症风险因素。

4.1.2 性别　女性由于其特殊的生理情况，尤其是绝经后雌激素水平急剧下降，导致快速的骨丢失，发生骨质疏松症。女性不仅骨质疏松症患病率明显高于男性，其发生年龄也明显早于男性。

4.1.3 种族　不同种族由于遗传背景和生活方式的差异，骨质疏松症的患病率和发生骨质疏松性骨折的风险也不同。就世界范围来看，白人女性患病率最高，黑人男性最低，其他有色人种居中。就国家间比较来看，我国居民发生骨质疏松性骨折的风险居于较低水平。但是近年来，随着经济的高速增长、城市化加速、环境污染、生活方式变化及老龄化加速，我国骨质疏松症患病率呈明显上升的趋势。

4.1.4 不良生活方式　包括吸烟、过量饮酒、过量饮用咖啡、摄入钠盐过多、蛋白质摄入过多或过少、无经常摄入牛奶和奶制品的习惯、缺少户外运动等。

4.1.5 月经史　包括是否绝经，是正常年龄绝经还是绝经较早（＜45岁），是自然绝经还是人工绝经（如手术等）。绝经后骨丢失加速，并且绝经较早者比正常绝经者骨量丢失更严重。

表 4-1　导致或加重骨质疏松症的生活方式、疾病及药物因素

生活方式因素		
过量饮酒	低体重	经常跌倒
缺乏运动	低钙摄入	维生素 D 缺乏
吸烟（主动、被动）	高盐摄入	
遗传性疾病及家族史		
囊性纤维化	成骨不全	低磷酸酶血症
卟啉症	血色病	胱氨酸尿症
父母髋部骨折史		
性腺功能减退症		
雄激素不敏感	神经性厌食	高催乳素血症
全垂体功能低下	绝经早（＜45 岁）	特纳综合征
克兰费尔特综合征		
内分泌疾病		
中心性肥胖	库欣综合征	1 型糖尿病
甲状旁腺功能亢进	甲状腺功能亢进	2 型糖尿病
胃肠道疾病		
炎性肠病	胃肠手术	胃旁路术
原发性胆汁性肝硬化	胰腺疾病	
血液病		
多发性骨髓瘤	白血病和恶性淋巴瘤	血友病
系统性肥大细胞增多症	镰状细胞病	
风湿性和自身免疫疾病		
强直性脊柱炎	类风湿关节炎	系统性红斑狼疮
神经和肌肉骨骼因素		
癫痫	多发性硬化	肌肉萎缩
帕金森病	卒中	
导致或加重骨质疏松症的药物		
糖皮质激素	抗凝血剂（如肝素）	抗惊厥药物
芳香化酶抑制剂	抗癌化疗药物	促性腺激素释放激素激动剂
质子泵抑制剂	噻唑烷二酮类药物	过量补充甲状腺激素

4.1.6 家族史　包括父母是否患骨质疏松症或有髋部骨折史，有家族史者患骨质疏松症的风险增加。

4.1.7 跌倒史　导致跌倒的因素很多，既有环境因素，又有身体健康因素和心理因素（见表 4-2）。跌倒常常导致脆性骨折（如髋部、前臂骨折）。

4.1.8 骨折史　骨质疏松症的后果是骨折，但并非所有的骨折均为骨质疏松症所致。了解骨折史不仅有助于诊断，也为及时的治疗提供了依据，还可预示再次发生骨折的风险增加。

4.1.9 影响骨代谢的相关疾病史　临床上有多种系统疾病可导致骨骼受损或骨质疏松症，即骨质疏松症是这些“原发病”的后果之一。它们影响骨代谢的机制各不相同，但如长期未加控制，都可能会导致骨质疏松症。

4.1.10 影响骨代谢的用药史　在病史采集中，除了要评估各种危险因素、疾病史，全面审查用药史必不可少，因为许多药物会导致骨骼受损或骨质疏松症。

表 4-2　跌倒的危险因素

环境因素	
浴室内缺少辅助设施	道路障碍物
地毯松动	地面湿滑
光线暗	
医学危险因素	
年龄	使用催眠药物
焦虑	体位性低血压
心律失常	视力差
脱水	恐惧跌倒
抑郁症	维生素 D 缺乏
尿失禁	
神经和肌肉骨骼危险因素	
驼背	平衡能力差
肌肉无力/肌少症	

基于上述病史采集，对患者个体进行骨质疏松症风险评估，以尽早发现疑似患者，为进一步确诊进行相关的检查提供依据，为尽早采取合适的防治措施提供帮助。临床上评估骨质疏松症风险的方法较多，中华医学会骨质疏松和骨矿盐疾病分会推荐了两种敏感性较高又操作简便的评估方法作为初筛工具。①国际骨质疏松基金会（International Osteoporosis Foundation，IOF）骨质疏松症风险一分钟问卷。该测试包括 10 个问题，只要其中一题回答结果为“是”，即为阳性。②亚洲人骨质疏松症自我筛查工具（Osteoporosis Self-assessment Tool for Asians，OSTA），可根据年龄和体重进行评估。

上述两种初筛工具的具体使用方法可参考第 3 章骨质疏松症的风险评估。

（金小岚）

4.2 临床表现

4.2.1 症状和体征

骨质疏松症患者多数在早期无明显症状。部分于体检时行骨密度检查偶然发现，也有部分是在因其他疾病就诊时，医生发现其存在较多的骨质疏松症风险因素而行骨密度检查时发现，还有部分在行脊椎影像学检查时发现已经存在脊椎压缩性骨折，或者在发生骨折后经 X 线或骨密度检测发现已患骨质疏松症。骨质疏松症较重时可出现疼痛、脊椎变形（驼背），可发生脆性骨折，出现其并发症的症状。

骨质疏松症的体格检查非常重要，检查中发现的体征不仅对诊断骨质疏松症、了解是否有骨折发生有提示作用，而且对了解是否有继发因素，发现原发病也有重要意义。因此，应注意两方面的体征：骨质疏松症本身的体征和导致继发性骨质疏松症的原发病的体征。

4.2.1.1 疼痛　患者常有腰背疼痛或全身骨骼疼痛，负重增加时疼痛加重或活动受限。严重时有翻身、起坐时疼痛加重及行走困难，这些症状可能与骨转换加速、骨丢失加剧有关。总之，出现疼痛的情况比较复杂，其他一些代谢性骨病也可出现骨骼疼痛，因此，应注意鉴别。

4.2.1.2 骨折　发生脆性骨折是骨质疏松症所特有表现。脆性骨折也称低能量或非暴力性骨折，一般是指从站立高度或低于此高度跌倒或在其他日常活动时发生的骨折。发生脆性骨折最常见的部位是胸椎、腰椎、髋部、桡骨、尺骨远端和肱骨近端，也可发生在肋骨、骨盆和其他部位，但一般指骨、足趾、面骨和颅骨发生骨折与骨质疏松症关系不大。

脆性骨折常常在很轻微的创伤后发生，四肢长骨的骨折多在跌倒后发生；也有部分患者因咳嗽、打喷嚏发生肋骨骨折，也有夜间睡觉翻身时出现剧烈疼痛而发现肋骨骨折；前臂、髋部和肱骨近端骨折多有跌倒诱因，疼痛剧烈，导致活动受限，容易发现。骨质疏松症发生脊椎压缩性骨折常见于第六胸椎以下，当有胸椎或腰椎压痛时，同时有身高缩短，要高度怀疑发生压缩性骨折。脊椎骨折可以在无创伤诱因时自发。胸、腰椎压缩性骨折患者约有 1/3 因急性剧烈疼痛就诊，2/3 的患者常因症状不明显而未就诊，遗留慢性腰、背疼痛。有些患者的腰椎压缩性骨折改变了腹腔的解剖结构，导致便秘、腹痛、腹胀、食欲减退等症状。

4.2.1.3 脊柱畸形　骨质疏松症患者最常见的体征是身高变矮、脊椎后突（驼背），常伴脊柱压痛、活动受限，较重者因胸廓畸形而导致限制性肺病，可有呼吸困难。

4.2.1.4 导致继发性骨质疏松症的原发病的体征　不仅在病史采集时要特别注意发现“原发病”的表现，全面审查用药史及其他可导致骨丢失的因素，更要在体格检查时注重相关体征，尤其要注意可导致骨质疏松症的内分泌代谢病、胃肠道疾病、血液系统疾病、风湿性疾病、肿瘤和遗传性疾病的相关体征。

4.2.2 骨质疏松性骨折的临床特点

骨质疏松性骨折的临床表现与普通骨折基本相同，表现为局部疼痛、畸形和骨擦音（感）。但值得一提的是，并非所有的骨质疏松性骨折患者均会出现疼痛，如因非外力因素所致的骨质疏松性椎体压缩性骨折，患者通常无任何临床不适，无骨擦音（感），畸形也仅表现为驼背。骨质疏松症及其骨折经常被忽视的原因就在于其临床表现与骨骼病变程度的非一致性。

骨质疏松性骨折的主要特点是：①在身体变换体位或做持物等动作时，没有明显的外力而发生了骨折。②这种无明显外力作用的骨折通常发生在脊柱的胸或腰段、髋部和桡骨远端。③这种骨折的发生与老年人，尤其是绝经后妇女有密切的关系。

脊柱压缩性骨折是骨质疏松性骨折中最常见的，好发于绝经后妇女，骨质疏松症的脊柱压缩性骨折主要发生于胸、腰段，表现为椎体的变形，包括鱼尾状椎变形、楔状椎变形和扁平状椎变形，并伴有不同程度的腰背痛。

髋部骨折是骨质疏松性骨折中病情最重、治疗最难、预后最差的，在女性中多见于绝经后妇女，75 岁以后男性与女性的发病率相似。髋部骨折与年龄和骨质疏松症的病情有明显的正相关性。流行病学统计资料表明：10%～20%髋部骨折患者在骨折后 1 年内死亡，死亡原因通常是肺部的脂肪栓塞，50%的患者将出现永久性的病残或衰竭。

桡骨远端骨折大多是由于老年人不慎滑倒，手掌撑地引起，它常会引起局部的剧烈疼痛和明显的腕关节畸形，关节功能部分或完全丧失。

（金小岚　林华）

4.3 辅助检查

4.3.1 骨质疏松症的实验室检查

骨质疏松症的实验室检查应包括反映骨代谢状态的指标和进行鉴别诊断以便发现原发病或其他危险因素的相关检查。具体地说，反映骨代谢状态的指标有钙、磷等一般生化指标，调节骨代谢的主要激素如甲状旁腺激素、维生素 D，以及反映骨组织本身代谢状态的骨转换生化标志物（biochemical markers of bone turnover，BTMs）。

4.3.1.1 进行骨质疏松症鉴别诊断的相关实验室检查　对于以下情况如青年男性、绝经前妇女、与年龄不符的低骨量者、频繁发生脆性骨折者，或已诊断的骨质疏松症患者以及在抗骨质疏松治疗期间仍发生骨折者，应警惕继发性骨质疏松症，进行有针对性的实验室检查。这些检查包括基本检查（一线检查）和指向性更明确的检查（酌情项目）（见表 4-3）。

基本检查项目包括血常规、尿常规、肝功能、肾功能、血钙、血磷、血碱性磷酸酶、血清 25-(OH) D、甲状旁腺激素、促甲状腺素（TSH）和血清睾酮（男性）。有学者认为，通过这些检查可发现 90%以上的骨质疏松症的继发因素。

酌情检查项目是为了进一步鉴别诊断的需要，酌情选择以下更有针对性的检查，包括血沉（红细胞沉降率）、C 反应蛋白、性腺激素、甲状旁腺激素（PTH）、24 小时尿钙、血清皮质醇、血尿轻链、肿瘤标志物，甚至核素骨扫描、骨髓穿刺或骨活检等，以便确诊原发病。

通常，BTMs 检测可作为继发性骨质疏松症鉴别诊断的检查项目。当要进行骨折风险预测、骨质疏松症治疗疗效监测和患者治疗依从性评估时，则应进行 BTMs 检查。

表 4-3　发现继发性骨质疏松症的诊断试验

诊断试验	目的
病史和体格检查	发现骨折的危险因素、基础疾病和潜在的用药史
双能 X 线吸收法骨密度检查（腰椎和髋部）	检测骨密度
脊椎的 X 线检查	发现脊椎骨折，排除溶骨性病变或肿瘤
全血细胞计数	用于鉴别诊断表现为贫血的骨髓瘤/乳糜泻，以及表现为白细胞增多的白血病
肾和肝功能实验	用于鉴别诊断肝功能衰竭或肾衰竭，酒精滥用
血清钙、磷	用于鉴别诊断原发性甲状旁腺功能亢进、多发性骨髓瘤
血清 C 反应蛋白	用于鉴别诊断慢性感染/炎性疾病
血清总碱性磷酸酶或骨源性碱性磷酸酶	用于鉴别诊断 Paget 骨病、骨软化症
血清 25-(OH) D 水平	用于鉴别诊断维生素 D 缺乏、骨软化症
血清促甲状腺素（TSH）	用于鉴别诊断甲状腺功能亢进
血清游离睾酮（男性）	用于鉴别诊断男性性腺功能减退症
空腹血糖	用于鉴别诊断糖尿病
整分子甲状旁腺激素（PTH）	用于鉴别诊断原发性甲状旁腺功能亢进
血清蛋白电泳	用于鉴别诊断多发性骨髓瘤，γ-球蛋白血症
24 小时尿钙	用于鉴别诊断高尿钙症
HIV 抗体	用于鉴别诊断艾滋病
地塞米松抑制后血清皮质醇	用于鉴别诊断库欣综合征
血清类胰蛋白酶水平、尿组胺排泄	用于鉴别诊断系统性肥大细胞增多症
髂骨骨活检	用于鉴别诊断系统性肥大细胞增多症、γ-球蛋白血症、骨髓瘤、骨软化症、淋巴瘤和白血病

4.3.1.2 骨转换生化标志物　骨转换生化标志物主要反映骨再建（bone remodeling）状态，分为骨形成标志物和骨吸收标志物（见表 4-4）。前者包括反映成骨细胞活性和骨形成的代谢产物及相关的酶，后者包括反映破骨细胞活性和骨吸收的代谢产物及相关的酶，特别是骨基质降解产物。正常人在不同年龄段或有各种代谢性骨病时，BTMs 在血液和尿液中的水平会有不同程度的变化，它代表着全身骨骼代谢的动态变化。精确检测和科学评价这种变化，能为骨骼的生长发育及相关代谢性骨病的诊断、骨折风险的预测和治疗疗效的评价提供有用的信息。

表 4-4　骨转换生化标志物

骨形成标志物	骨吸收标志物
血清碱性磷酸酶（ALP）	空腹 2 小时的尿钙/肌酐比值
骨钙素（OC）	血清抗酒石酸酸性磷酸酶（TRACP）
骨碱性磷酸酶（BALP）	血清Ⅰ型胶原交联 C 末端肽（S-CTX）
Ⅰ型原胶原 C 端前肽（PⅠCP）	尿吡啶啉（Pyr）
Ⅰ型原胶原 N 端前肽（PⅠNP）	尿脱氧吡啶啉（D-Pyr）
	尿Ⅰ型胶原交联 C 末端肽（U-CTX）
	尿Ⅰ型胶原交联 N 末端肽（U-NTX）

BTMs 检测适用于以下几方面：①对于未经治疗的患者，可不依赖骨密度预测骨折风险；②对于未经治疗的患者，预测骨丢失的速率；③经药物治疗 3～6 个月后，重复检测可预测骨折风险下降的程度；④经药物治疗后，预测骨密度增加的幅度；⑤有助于评定患者对治疗的依从性；⑥有助于确定实行“药物假期”的长度，明确何时和是否应重启药物治疗；⑦有鉴别诊断的价值。

BTMs 测定的标本来源为血和尿。其中骨形成标志物全部用血样，而骨吸收标志物则部分为尿样。BTMs 检测结果的变异较大，一般骨吸收标志物的变异大于骨形成标志物。在判读检测结果时，只有充分考虑到产生这些变异的因素，方能做出正确判断。影响这种变异的因素可分为分析前因素和分析因素。分析前因素主要包括影响固有生物学变异的诸多因素，如昼夜节律、天-天变异、季节影响、生长和年龄、月经周期、肝肾功能和各种疾病状态及药物影响等。分析前样本的收集、贮存是否规范会直接影响检测结果。由于存在昼夜节律，标本收集时间应标准化，应过夜禁食；不同标志物对温度的敏感性也不一样，检测 BTMs 的样本原则上应尽量减少反复冻融，低温下保存。

在对检测结果进行判读时，需要有数据的参考区间（reference interval），这个参考区间最好由实验室建立，可参照 35～45 岁绝经前健康女性的 BTMs 建立本地的成人参考范围。建立参考范围时，需注意受试者的维生素 D 状态应在正常范围，且应避免疾病和药物的影响，有足够的样本量。不同实验室间比较结果需谨慎。由于 BTMs 的变异较大，且影响因素多，故在结果判读时应紧密结合临床表现来解释，迄今为止，任何一项或多项联合的标志物测定均不能作为诊断标准。但是，将其作为各种代谢性骨病临床诊断的重要辅助手段是合理的。

4.3.2 骨骼测量及影像学检查

骨质疏松症起病隐匿，早期多无明显症状，在骨测量技术发明以前，骨质疏松症缺乏早期诊断的方法。1987 年，双能 X 线吸收法（dual energy X-ray absorptiometry，DXA）问世，成为应用最广的骨测量技术。1994 年 WHO 提出骨质疏松症定义便是依据 DXA 的检测结果。因此，DXA 检测的骨密度值已被公认为诊断骨质疏松症的金标准。除了用于诊断外，还可用于预测骨折风险和监测骨质疏松症自然病程（治疗或未经治疗者）。

其他常用的骨测量技术还有定量 CT（quantitative computed tomography，QCT）和定量超声（quantitative ultrasound，QUS），这两种方法主要用于四肢骨和脊椎的测定。QCT 检测的是体积骨密度（volumetric density），可较好地反映骨强度，而且可分别测定小梁骨和皮质骨的骨密度。对于绝经后妇女，QCT 脊椎小梁骨骨密度测定可预测其骨折风险，缺点是辐射剂量较大。QUS 则并非直接测量骨密度，而是测量跟骨、胫骨或髌骨等外周骨的声速（speed of sound，SOS）和超声波幅衰减（broadband ultrasound attenuation，BUA），临床上联合应用这两个参数可预测绝经后妇女（脊椎、髋部和全身）的骨折风险和65岁以上男性（髋部、非椎体）的骨折风险。QUS的优点是无辐射，便于携带，尤其适用于社区人群筛查，但检测结果不能简单地等同于DXA检测值或T值，当其检测结果异常时，应通过体检、风险评估和DXA检测确诊。

4.3.2.1 DXA骨密度检测及结果的判读　临床上，常规测量部位选取腰椎和股骨近端。腰椎测量结果取腰椎L_1-L_4（或L_2-L_4）的平均值，股骨近端则取股骨颈和全髋测量值。当受检者腰椎和股骨近端的测量不能满足诊断要求时（如腰椎多发性骨折、股骨近端骨折、畸形或有内植物等），可考虑选取桡骨远端1/3处的测量值来诊断。

DXA对目标区域的扫描是二维的，故为面积骨密度（areal BMD），测定结果表达为每平方厘米扫描区的骨矿绝对值（克）和同种族、同性别参考值的比较：Z值为其与年龄、性别和种族相匹配的参考人群骨密度（BMD）的比较，T值为其与同性别的年轻成年参考人群BMD的比较。

T值＝(受检者的BMD－同性别正常人群峰值BMD均值)/同性别正常人群峰值BMD的标准差

Z值＝(受检者的BMD－健康同年龄、同性别人群BMD均值)/同年龄、同性别人群BMD的标准差。

骨质疏松症的诊断常见选用腰椎正位L_1-L_4（或L_2-L_4）、股骨近端的股骨颈或全髋的T值，如测前臂时，应选桡骨远端1/3处的T值。

多部位检测结果应选取T值最低者作为诊断依据，而疗效评估时则应选用上述测量部位的骨密度值进行比较。中华医学会骨质疏松和骨矿盐疾病分会在《原发性骨质疏松诊治指南（2011年）》中建议参照WHO推荐的诊断标准，即骨密度测量T值≥－1.0为正常，T值为－2.5～－1.0为骨量低下，T值≤－2.5为骨质疏松症。

骨密度降低程度达到骨质疏松症诊断标准并伴有一处或多处骨折时为严重骨质疏松症。通常用在临床上应特别注意DXA骨密度检测的质量控制工作，如操作人员应掌握生产厂家提供的操作说明内容，对操作人员进行岗前培训，定期测量厂家提供的体模，进行不同人群各测量部位的精确性评估和最小有意义变化值的计算等。

对绝经后妇女和50岁以上的男性进行骨密度诊断时用T值；对绝经前女性、50岁以下的男性、儿童和继发性骨质疏松症患者进行骨密度诊断时用Z值，不用T值。

4.3.2.2 影像学检查　在骨质疏松症的诊治中，骨骼的影像学检查非常重要，它有骨密度检测不能替代的作用。主要体现在发现和确认骨折的发生，明确骨病变的性质和帮助骨质疏松症的鉴别诊断。

尽管现代影像学技术发展迅速（如CT、MRI和核素扫描等），但X线片仍是判断骨关节疾病患者骨结构是否受累最常用的影像学方法，也是骨质疏松症影像学评估的重要组成部分。骨质疏松症的X线征象是密度弥漫性减低，严重者与周围软组织密度相似；骨皮质变薄和皮质骨松质化；非承重力方向的骨小梁减少或消失，承重力方向的骨小梁代偿性增粗等。由于依靠X线征象诊断骨质疏松症的灵敏度较低，且受投照条件和读片者主观因素及经验的影响，所以X线片不能满足早期诊断及随访观察的需要。

脊椎影像学检查可用胸椎和腰椎侧位片或用DXA配有的脊椎骨折评估（vertebral fracture assessment，VFA）软件进行评估。脊椎影像学检查是发现这些骨折的主要途径。美国国家骨质疏松基金会（National Osteoporosis Foundation，NOF）推荐符合以下条件者行脊椎影像学检查，以便及早发现椎体骨折：①所有70岁以上的女性和80岁以上的男性，腰椎、全髋或股骨颈T值≤−1.0者；②65～69岁的女性和70～79岁的男性，腰椎、全髋或股骨颈T值≤−1.5者；③绝经后妇女和50岁以上的男性，有后述危险因素者。A. 50岁或以上发生过低创伤性骨折；B. 比年轻时身高缩短4 cm以上；C. 与近期身高相比缩短2 cm以上；D. 近期或长期服用糖皮质激素者。首次椎体影像学检查后，若再发现身高缩短、背痛或体形变化，需再次进行影像学检查。当进行药物治疗的患者考虑实行“药物假期”（drug holiday）时，推荐进行脊椎影像学检查，因为若有新发椎体骨折时，不推荐停药。

胸、腰椎椎体骨折X线片常用的形态判定方法主要有两种：一种是胸、腰椎椎体骨折X线片目测判定及分度，又称为X线半定量法（semiquantitative，SQ），也称Genant半定量法。此法将椎体骨折按程度分为Ⅰ、Ⅱ、Ⅲ

度或轻、中、重度。骨折程度判定是根据椎体降低最明显处的上下高度与同一椎体后高之比，若为全椎体压缩，则为压缩最明显之处的上下高度与其相邻的上一椎体后高之比。第二种是胸、腰椎椎体骨折 X 线片椎体形态定量判定法（quantitative morphometry，QM），此法是对胸、腰椎诸椎体高度的直接测量，椎体上下的前、中、后 6 点定位后，由计算机软件测量分析。被测椎体高度降低水平在正常椎体高度的 2.5～3.0 个标准差以上视为椎体骨折。

以上椎体影像学检查只是用于判定是否有椎体骨折及其程度，但尚不足以进行椎体骨折的疾病性质诊断。除观察椎体形态变化外，还应注意是否有骨质破坏等其他继发性椎体压缩性骨折的可疑征象，如有，则应视具体情况选择行 CT、MRI 或核素扫描等影像学检查，以便明确诊断。临床上，老年患者椎体继发性骨折多为转移性骨病或多发性骨髓瘤所致，脊椎结核、骨软化症和原发性甲状旁腺功能亢进都可能导致脊椎骨折，但各有其影像学特征，应注意鉴别。

（金小岚　包丽华）

4.4　骨质疏松症的诊断和鉴别诊断

骨质疏松症的诊断首先应建立在详细、系统的病史采集、体格检查和全面的骨质疏松症及其骨折风险评估的基础上，发现高危者，应行双能 X 线吸收（DXA）骨密度检测或骨骼影像学检查以明确诊断。在做出原发性骨质疏松症诊断前，还必须进行鉴别诊断以排除各种原因所致的继发性骨质疏松症或其他骨骼疾病。

目前，公认的骨质疏松症诊断标准主要依据以下几方面：

· 脆性骨折　脆性骨折的发生是骨强度下降的明确征象，预示未来发生骨折风险明显增加，也提示抗骨质疏松治疗应该启动。

· 基于 DXA 骨密度测定　BMD 与骨强度有很好的相关性，是未来骨折风险预测的极佳指标，随着 BMD 下降，骨折风险呈指数级增加。目前 DXA 是公认的诊断骨质疏松症的金标准，也是预测骨折风险、监测自然病程和评价药物干预疗效的最佳定量指标。1994 年 WHO 推荐白人女性的诊断标准即基于 DXA 骨密度测定。该标准的 T 值和 Z 值选用美国第三次健康和营养调查（Third National Health and Nutrition Examination Survey，NHANES Ⅲ）中 20～29 岁白人女性股骨颈的测定值为参考数据库进行计算。中华医学会骨质疏松和骨矿盐疾病分会推荐使用 WHO 推荐的诊断标准。

· 应用 WHO 推荐的骨折风险预测工具（FRAX®）　尽管 DXA 骨密度检测是诊断骨质疏松症的金标准，但由于骨密度检测具有高特异度、低灵敏度的特点，且在很多不发达地区仍无骨密度检测设备，加之骨密度并不能反映全部骨强度和骨质量，事实上，相当数量的骨质疏松性骨折发生在 BMD 处于骨量减少（osteopenia）的患者，且许多增加骨折风险的因素并不依赖 BMD。鉴于此，WHO 推荐的骨折风险预测工具（FRAX®）可用于计算未来 10 年发生髋部骨折和主要部位骨质疏松性骨折的概率。该骨折预测工具可通过以下网址获得：http://www.shef.ac.uk/FRAX®/，具体参考第 3 章相关内容。

骨质疏松症的诊治流程见图 4-1。

有多种因素（疾病、药物和不良生活方式等）（见表 4-2）可导致骨质疏松症。由这些因素引起或加重的骨质疏松症称为继发性骨质疏松症。在骨质疏松症的诊治中，一定不要忘记对继发因素进行鉴别，否则不仅会影响治疗效果，甚至会漏诊重要的原发疾病，导致严重后果。

继发性骨质疏松症的初始评估应包括分析骨折风险因素导致骨丢失的基础疾病或药物，采集详细病史，进行全面、系统的体格检查和相关的实验室检查（见表 4-3）。发现骨质疏松症的继发因素并非易事，需要在病史采集和体格检查发现的“线索”的指引下，选择有针对性的实验室检查、影像学检查，必要时考虑侵入性检查帮助确诊。首先，全面评估所有使用的药物（见表 4-2）是必要的环节。此外，对以下疾病和状态应给予特别注意：1 型糖尿病、神经性厌食、持续的性激素缺乏状态和其他内分泌疾病（见表 4-2）。对反复发生跌倒的骨质疏松性骨折患者应进行跌倒风险评估，推荐的评估路径为高危药物（如催眠药物、抗抑郁药和抗惊厥药）的使用情况、视力、平衡能力和步态以及肌力和肌肉强度。

大动脉钙化和骨赘可干扰脊椎的 BMD 检测，建议采用髋部的 BMD 来诊断。当有基础性疾病存在时，骨折风险会增加而不依赖于 BMD，这时骨折风

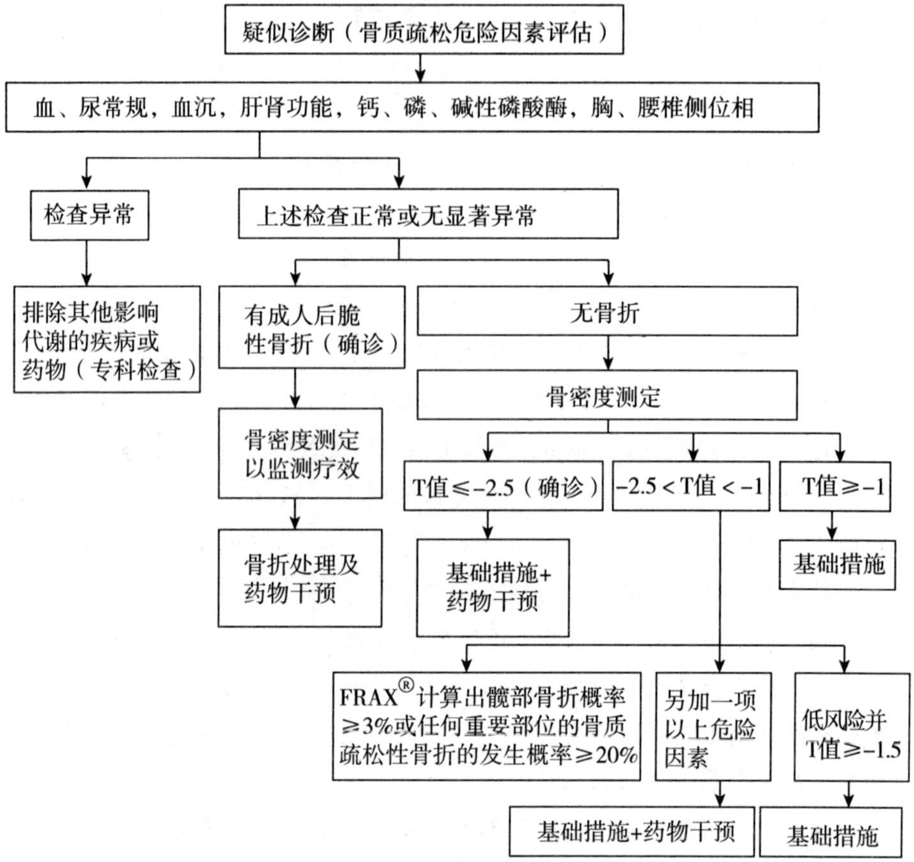

图 4-1　骨质疏松症的诊治流程

险评估可使用 FRAX®工具（见前述）。对有局限性背痛、新近发生脊椎畸形和身高缩短 3 cm 以上的患者，应行脊椎的 X 线检查，以发现新发的脊椎骨折、溶骨性病变和肿瘤。

为发现和确诊骨质疏松症继发因素，需要进行必要的实验室检查，目前尚无公认的基于成本效益的检查方案，但多数学者或机构对基本检查（又称一线检查）项目有一定共识，具体见表 4-3。

当上述实验室检查得到不能解释的结果或仍不能确诊时，建议实施髂骨骨活检。骨活检的明确指征是鉴别骨软化与骨质疏松症，建立系统性肥大细胞增多症的诊断，帮助诊断恶性浸润性疾病如多发性骨髓瘤、淋巴瘤、白血病或恶性肿瘤骨转移。

BTMs 对发现骨质疏松症的继发因素作用有限，但有助于理解代谢性骨病（如 Paget 骨病、甲状旁腺功能亢进和骨质疏松症）的病理生理作用。

骨质疏松症的鉴别诊断流程见图 4-2。

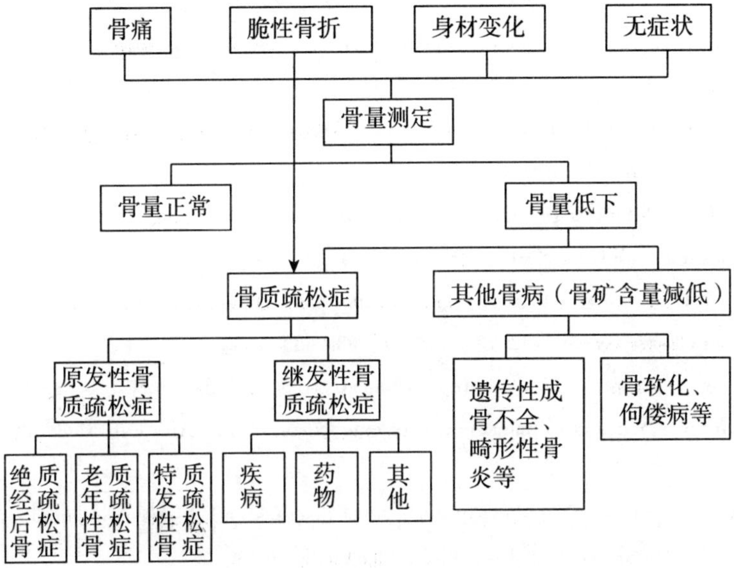

图 4-2 骨质疏松症鉴别诊断流程图

（金小岚　包丽华　林华）

参考文献

[1] 中华医学会骨质疏松和骨矿盐疾病分会．原发性骨质疏松症诊治指南（2011 年）[J]．中华骨质疏松和骨矿盐疾病杂志，2011，4（1）：2-17.

[2] 徐苓．骨质疏松症 [M]．上海：上海科学技术出版社，2011.

[3] 中华医学会骨质疏松和骨矿盐疾病分会．骨代谢生化标志物临床应用指南 [J]．中华骨质疏松和骨矿盐疾病杂志，2015，8（4）：283-293.

[4] Kanis J A，McCloskey E V，Johansson H，et al. European guidance for the diagnosis and management of osteoporosis in postmenopausal women [M]. Osteoporos Int. 2013，24（1）：23-57.

[5] National Osteoporosis Foundation. Clinician’s guide to prevention and treatment of os-

teoporosis [M]. Washington, DC: National Osteoporosis Foundation, 2014.

[6] Hofbauer LC, Hamann C, Ebeling PR. Approach to the patient with secondary osteoporosis [J]. Eur J Endocrinol, 2010, 162 (6): 1009-1020.

[7] Robert A. Laboratory testing for secondary osteoporosis evaluation [J]. Clin Biochem, 2012, 45 (12): 894-900.

[8] Naylor K, Eastell R. Bone turnover markers: use in osteoporosis [J]. Nat RevRheumatol, 2012, 8 (7): 379-389.

[9] Walker-Bone K. Recognizing and treating secondary osteoporosis [J]. Nat Rev Rheumatol, 2012, 8 (8): 480-492.

[10] Miller PD. Unrecognized and unappreciated secondary causes of osteoporosis [J]. Endocrin Metab Clin, 2012, 41 (3): 613-628.

[11] Diab DL, Watts NB. Secondary osteoporosis: differential diagnosis and workup [J]. Clin Obstet Gynecol, 2013, 56 (4): 686-693.

[12] Lee J, Vasikaran S. Current recommendations for laboratory testing and use of bone turnover markers in management of osteoporosis [J]. Ann Lab Med, 2012, 32 (2): 105-112.

[13] Rosen CJ. Primer on the metabolic bone diseases and disorders of mineral metabolism [M/OL]. 8th ed. [S. l.]: Wiley-Blackwell, 2013.

[14] 林华，徐又佳．骨质疏松性骨折围手术期干预 [J]. 中华骨科杂志，2015，35 (10)：1022-1026.

[15] 中华医学会骨质疏松和骨矿盐疾病分会．原发性骨质疏松症诊治指南 [J]. 中华骨质疏松和骨矿盐疾病杂志，2011，4 (1)：2-17.

[16] 中华医学会骨科学分会．骨质疏松骨折诊疗指南 [J]. 中华骨肿瘤骨病，2009，8 (5)：287-291.

[17] Lin H, Bao LH, Zhu XF, et al. Analysis for recurrent fracture of a new vertebral body after precutaneous vertebroplasty in patients with osteoporosis [J]. Orthop Surg, 2010, 2 (2): 119-123.

[18] Akesson K, Marsh D, Mitchell PJ, et al. Capture the fracture: a best practice framework and global campaign to break the fragility fracture cycle [J], Osteoporosis Int, 2013, 24 (8): 2135-2152

5 骨质疏松症的三级预防及实施

目前，全球大约有 2 亿人患有骨质疏松症。随着人口老龄化，骨质疏松症患病率呈继续上升趋势，因其高发病率、死亡率和治疗费用高而成为全球性公共卫生问题。骨质疏松症可导致骨折，是骨质疏松症患者致死和致残的重要原因，严重的骨折如髋部骨折后患者可能面临终生残疾，一年内病死率高达 20%，致残率将近 50%。患者的直接医疗负担和护理费用巨大，不仅影响个人生活质量，而且给社会及家庭造成沉重的负担。因此，预防骨质疏松症的发生尤为重要，做好骨质疏松症三级预防对降低骨质疏松症发病率，减少骨质疏松性骨折的发生意义重大。

5.1 骨质疏松症人群防控总体策略

为有效开展骨质疏松症三级预防，降低人群骨质疏松症疾病负担，总体策略需要考虑公共政策、防控体系建设、健康教育、大众预防、高危人群策略和患者策略等几个方面。

· 公共政策　制定促进健康的公共政策是基于人群的防控在国家层面所需要采取的重要策略，它影响了个人日常生活和工作环境，并深刻地影响着个人行为选择。制定和实施有利于预防和控制骨质疏松症的公共政策，不仅仅只涉及卫生部门，而应该把促进健康融入所有政策，国家各相关部门应承担相应职责。公共政策切入点包括制定有利于减少骨质疏松症危险因素的相关政策、降低骨质疏松症高危人群易感性、针对骨质疏松症高危人群提供额外保护、促进骨质疏松症患者健康公平等，从而为预防和控制人群中骨质疏松症流行提供政策保障。

· 防控体系建设　在卫生系统内部应该建立多方合作、上下联动的骨质疏松症防控体系。探索建立疾病预防控制中心、综合医院和专科医院、基层医疗卫生机构、患者相结合的骨质疏松症防控体系。以政府为主导，疾病预防控制机构和临床机构为技术中坚，以患者自我管理为着力点，以社区卫生服务机构为依托，改善临床与疾控系统相互割裂的工作模式，探索有效的骨质疏松症管理模式；注重骨质疏松症防控人才培养；整合骨质疏松症卫生服务提供，为骨质疏松症高危人群和患者提供预防、筛查、诊断、治疗、监测、康复、管理的连续性服务，实现骨质疏松症防控的“关口前移、重心下沉、分级诊疗、上下联动”，充分发挥各级各类机构优势，使整个骨质疏松症防控体系效能最大化。

·健康教育　健康教育（health education）是通过信息传播和行为干预，帮助个人和群体掌握卫生保健知识、树立健康观念、自愿采纳有利于健康的行为和生活方式的教育活动与过程。其目的是消除或减轻影响健康的危险因素，预防疾病，促进健康和提高生活质量。健康教育是通过有计划、有组织、有系统的教育活动，以促进个人或群体改变不良行为与生活方式为着眼点的一种干预措施。健康教育是骨质疏松症防控的重要策略。通过建立骨质疏松症信息和知识权威发布平台，充分利用大众媒体，大力开展骨质疏松症健康教育，广泛宣传骨质疏松症防治知识，寓预防于日常生活之中，促使人们自觉养成良好的预防和控制骨质疏松症的行为和生活方式。

·大众预防　通过采取针对全人群的干预措施，在一般人群中实施以健康教育和健康促进为主导、以骨质疏松症防控为重点的干预措施，改变人群骨质疏松症相关的知识结构和信念，进而降低整个人群患骨质疏松症的危险因素。

在大众预防策略中，需要针对全人群开展骨质疏松症防控工作，即从生命全过程的角度防控骨质疏松症。骨质疏松症是影响老年人群的重要健康问题，虽然多在老年人群中发病，但是其发生、发展通常经历了漫长的过程。人体骨骼在不断进行新陈代谢。骨形成与骨吸收同时进行，成骨细胞形成新骨，而破骨细胞则吸收旧骨。在儿童和青春期，骨形成大于骨吸收，骨量快速增加；中年时期，骨量保持稳定；而在老年时期，骨吸收大于骨形成，骨量减少。骨量低下是诊断骨质疏松症的重要依据。老年人骨量取决于：骨发育成熟期达到的骨峰值、中年期骨量的维持以及之后的骨丢失速率。青年时期获得的骨峰值高低对老年时期骨量产生重要影响。因此，预防骨质疏松症需要从儿童时期开始。

·高危人群策略　该策略主要是对疾病风险高的个体，针对致病危险因素采取相应的干预措施，降低其未来发病风险。同时，骨质疏松症早期症状较为隐匿，发生骨质疏松性骨折预示着骨质疏松症程度已经较为严重。尽早发现骨质疏松症，提早进行治疗和预防骨折发生，对保证患者生活质量至关重要。

定期检查骨密度是早期发现骨质疏松症高危人群的有效方法。应以居住或工作社区为基础，针对特定的目标人群（如绝经后妇女、过度饮酒的男性等）开展骨密度筛查和定期检查，这是人群防控的重要措施。在女性中，围绝经期和绝经的前10年是骨量快速丢失阶段。因此，应尽早发现低骨量，对于40岁以后的妇女，尤其应尽早和定期进行骨密度测量，及时采取应对措施如预防性用药。此阶段减少骨丢失的措施是雌激素替代治疗（ERT/HRT），但出于安全性考虑，应权衡利弊。

·患者策略　早诊断、早治疗是骨质疏松症防控的重要策略。DXA是诊断骨质疏松症的金标准，并且有研究显示，进行骨密度检测可以大大提高骨质疏松症患者接受治疗的概率，进行骨密度测量对于骨质疏松症防控具有重要意义。

骨质疏松性骨折导致骨质疏松症患者死亡或生活质量严重下降。因此，针对骨质疏松症患者，应采取改善骨质疏松症状况、评估骨折风险、预防跌倒等措施以减少骨折发生。

（汤淑女　王临虹）

5.2 骨质疏松症的三级预防

预防重于治疗是骨质疏松症防控的根本策略，骨质疏松症的有效控制应该包括三级预防，以提高骨峰值，减缓绝经后妇女和老年人骨量流失速度，从而预防或延迟骨质疏松症发生，减少骨折。

5.2.1 一级预防

一级预防为病因预防。是在骨质疏松症尚未发生之前，通过减少和控制骨质疏松症危险因素，增加保护因素来提高骨峰值和减缓其后的骨量流失速度，以预防骨质疏松症及其所致的骨折。一级预防是最基本、最经济、最有效的手段。

5.2.1.1 骨质疏松症一级预防内容

·健康促进：通过创造促进健康的环境使人们避免或减少对致病因子的暴露，改变机体易感性，保护健康人群免于发病。可采取健康教育和自我保健的方式达到健康促进的目的。健康教育可以通过信息传播和行为干预，帮助个体和群体掌握骨质疏松症相关知识，树立健康观念，采纳有益于健康的行为和生活方式，避免或减少导致骨质疏松症的危险因素，预防疾病，促进健康，提高生活质量。自我保健是指个体在骨质疏松症发病前就进行干预以促进健康，增强机体的生理、心理素质和社会适应能力。一般来说，自我保健是个人为其本人或家庭所采取的有利于健康的行为。

·健康保护：针对骨质疏松症危险因素和预防手段所采取的措施，在预防和消除病因上起主要作用。例如知晓相关危险因素；进行骨骼检测，定期到医院检查骨骼健康状况，评估骨折风险；纠正不良生活方式如吸烟、酗酒等；营养平衡，摄入充足的钙和维生素 D；增加体力活动，加强锻炼，适当接受日光照射等。

5.2.1.2 骨质疏松症一级预防策略　开展一级预防常采用双向策略，即把对整个人群的普遍预防和对高危人群重点预防结合起来，二者互相补充，可以提高效率。

·全人群策略：对整个人群的普遍的骨质疏松症预防，旨在降低整个人群骨质疏松症危险因素的暴露水平，通过健康促进实现。

·高危人群策略：对高危人群的骨质疏松症预防，旨在消除具有骨质疏松症危险因素人群的特殊暴露，通过健康保护实现。

5.2.1.3 骨质疏松症一级预防具体措施

5.2.1.3.1 针对全人群开展的骨质疏松症预防

·合理膳食：骨质疏松症的膳食危险因素主要指膳食中存在的可能导致低骨量的因素。目前认为，低钙、低维生素 D、高蛋白、高磷、微量元素缺乏的饮食均能导致骨量减少，继而导致骨质疏松症。在饮食方面以钙、磷及蛋白质摄入量的影响为主。

钙是骨骼形成的基础，骨骼中的钙既构成人体的支架，也是体内钙的储存库。增加钙摄入可以纠正钙失衡，抑制骨吸收和降低骨转换。儿童期、青春期和成年早期，足量钙摄入有助于获得最佳峰值骨量，减少生命后期发生骨质疏松症的危险；绝经后妇女增加钙摄入能减缓骨钙丢失，抑制因继发性甲状旁腺功能亢进所致的骨转换高，进而延缓骨密度减低，降低骨质疏松症危险。因此饮食方面应该从儿童、青少年时期起合理膳食、增加钙摄入、预防骨质疏松症。

需要重视的是，骨密度不仅与饮食中的钙摄入量有关，还与摄入钙的吸收率相关，老年人、绝经后妇女及维生素 D 缺乏者钙吸收率较低。因此膳食总钙摄入高者并不能完全代表机体钙营养状况好坏。膳食中蛋白质、磷及钙磷比值也是骨质疏松症的影响因素，磷的供给量应与钙保持一定比例，一般成人膳食钙磷比值应在 1～1.5 之间为宜。另外，维生素 D 也是一个重要的营养成分，钙的良好吸收，需有正常量的维生素 D 参与。

因此在饮食方面，应根据膳食设计指导居民平衡膳食，选择低热量、低胆固醇、低糖、高纤维膳食。膳食平衡的具体措施如下。

多吃含钙丰富的食物，如奶制品、豆制品、坚果等

钙是骨骼形成的基础，人体骨骼主要由蛋白质和无机盐构成，而无机盐中起关键作用的是钙。维生素 D、低磷膳食、乳糖和适量蛋白质及氨基酸可以促进钙吸收，而膳食中植酸、草酸或脂肪可与钙结合而降低钙吸收。不同年龄段推荐钙摄入量不同。中国营养学会在 2013 年发布了膳食钙参考摄入量（RNI），小于 6 个月的婴儿每天需要 200 mg 的钙，7～12 个月需要 250 mg，1～3 岁需要 600 mg，4～6 岁需要 800 mg，7～10 岁需要 1000 mg，11～13 岁需要 1200 mg，14～17 岁需要 1000 mg，18～49 岁需要 800 mg，50 岁以上需要 1000 mg。孕早期妇女每天需要钙 800 mg，孕中期、孕晚期和哺乳期间的妇女每天需要钙 1000 mg。

牛奶及其制品是膳食钙的最好来源，每 100 ml 鲜牛奶钙含量基本是 100 mg 以上。中国居民膳食指南推荐成人每天饮用鲜奶 300 ml，或食用有相当蛋白质及钙含量的奶制品。按照蛋白质与钙基本相当原则食用：

300 g 牛奶≈50 g 奶粉≈300 g 酸奶≈40 g 奶酪。

大豆（包括黄豆、黑豆、青豆）及豆制品，如豆腐、豆腐丝、豆腐干等含钙也很丰富。中国居民膳食指南推荐每天摄入 30～50 g 大豆，或蛋白质含量相当的豆制品。

一些干果（如瓜子、花生仁、芝麻等）或海产品（如虾皮、海带、紫菜等）含钙量也相对较高。其他含钙丰富的食品包括深绿色叶类蔬菜，如苋菜、菠菜、空心菜等，例如食用 200 g 油菜，可以提供 296 mg 钙。菠菜等绿色蔬菜含有较多的草酸，在烹饪前用开水焯一下会让草酸融在水里，降低草酸对钙剂的抑制作用

对于普通人来说，合理搭配日常膳食就可以满足钙需求，适当多吃奶及奶制品，同时多吃绿色蔬菜、坚果、粗粮杂粮可以达到推荐摄入量（RNI），并不需要额外补充钙剂。成年人一天饮用 300 ml 鲜牛奶，200 g 油菜和 160 g 豆腐，提供的钙能达到 800 mg 以上。

多吃富含维生素 D 的食物

足量维生素 D 摄入促进钙的吸收和利用。2013 年，中国营养学会提出我国 65 岁以上老人每天膳食维生素 D 推荐摄入量（RNI）为 15 μg（600 IU），其他人群为每天 10 μg（400 IU）。

维生素 D 作为一种人体必需营养素，食物来源非常有限。常吃含脂肪高的海鱼（鲑鱼、鲱鱼等）可以提供一定量维生素 D_3（胆钙化醛），一些酵母发酵的食物或蘑菇等植物性食物中含有少量维生素 D_2（麦角骨化醇）。人体内维生素 D 主要来源靠皮肤合成，皮肤中的 7-脱氢胆固醇在日光紫外线照射下形成维生素 D_3。夏天，天气晴朗的时候，儿童或成人裸露双臂，一般半小时皮肤合成的维生素 D 可以满足人体需要。如果皮肤颜色较深、年龄较大，要适当延长晒太阳时间。

保持合理蛋白质摄入

膳食中蛋白质水平对钙储留及骨骼健康具有双向作用。蛋白质是构成骨基质的主要成分，蛋白质摄入过低，会影响骨基质合成，在儿童期会影响体格发育，出现生长迟缓。适量的蛋白质有利于人体钙吸收，而摄入蛋白质过多，则会促进尿钙排出，减少钙储留，降低钙生物利用度，

对骨健康有不利影响。随着我国居民生活水平日益提高，高蛋白膳食对骨骼健康的危害更值得关注。

蛋白质的食物来源包括植物性食物和动物性食物。动物性食物提供的蛋白质相对丰富，且多为优质蛋白质，如蛋类含蛋白质11%～14%，瘦猪肉、牛肉、鸡肉均为20%左右。大豆及其制品也含有比较多的优质蛋白质，如豆腐蛋白质含量在8%，黄豆高达35%。其他植物性食物蛋白质含量相对较低，如小麦粉蛋白质含量在10%左右。

保持适当磷的摄入

磷是构成骨骼的重要成分，具有调节骨细胞活性、促进骨基质合成与骨矿物质沉积、抑制骨吸收的作用。磷与钙一起构成骨骼主要成分——羟基磷灰石［$Ca_{10}(PO_4)_6(OH)_2$］。因此，磷与钙是骨骼生长所必需的一对重要矿物元素，二者缺一不可。钙、磷摄入比例对机体钙、磷吸收有很大影响。适宜的钙磷摄入比例，可促进钙磷吸收和钙在骨骼中沉积；过量磷摄入会在肠道中和钙结合形成难溶的磷酸盐，影响钙吸收；同样，机体摄入过多钙质也会影响磷吸收。磷在食物中分布非常广泛，无论是动物性或植物性食物都富含磷，也常与蛋白质并存，另外一些饮料中也含有一定量的磷。

其他营养素的摄入

维生素A参与软骨内成骨，促进骨骼正常发育，维持成骨细胞与破骨细胞之间的平衡。维生素A缺乏时，会导致软骨内成骨形成及发育迟缓，骨细胞分化受阻，引起骨代谢障碍。而维生素A摄入过量会促进骨再吸收、增加骨量丢失。含维生素A比较丰富的食物包括动物肝、蛋黄、奶油及乳制品。另外红、黄、绿色蔬菜水果中的类胡萝卜素也可以在体内转化成维生素A。

近年来研究提示，维生素K可能通过影响骨钙素（BGP）的生物活性对骨质疏松症产生影响，如增加骨质疏松症患者骨密度，降低其骨折发生率等，与维生素D联合应用具有协同作用。

铁缺乏可导致缺铁性贫血，被WHO确定为世界性营养缺乏病之一。然而近年来研究提示，铁负荷过度与骨质疏松症关系密切，因而受到越来越多的关注。铁负荷过多主要原因包括长期过量服用铁补充剂，因此，服用铁强化食品时需注意铁元素摄入量；在增加骨密度的保健食品中，对铁元素强化量也应格外慎重。

镁是骨细胞结构和功能所必需的元素，对促进骨骼生长和维持骨骼正常功能具有重要作用。

人体锌总量中的30%分布于骨骼，通过影响碱性磷酸酶、胶原酶和碳酸酐酶三种代谢酶类活性，在骨代谢过程中发挥作用。我国居民锌缺乏比较普遍，尤其是经济收入低的人群，以及婴儿、儿童、孕妇和育龄妇女是锌缺乏高发人群。

控制碳酸饮料和咖啡因的摄入

过多饮用可乐等碳酸饮料会降低钙吸收；大量咖啡因摄入与骨量呈现负相关，而增加骨折频率，这种情况在低钙摄入时（每天不足800 mg）更为明显。因此对于膳食钙摄入水平相对较低的我国居民，为预防与控制骨质疏松症，应适当减少碳酸饮料和咖啡饮用量。

特殊人群可服用补充剂

正常成人可以通过均衡膳食、增加户外活动满足人体骨骼对主要营养素的需要。一些特殊人群，如生长发育迅速的儿童、青少年或孕妇，消化吸收能力下降的老人或骨质疏松症患者可以服用钙和维生素D补充剂。

钙剂一般分为无机钙和有机钙。碳酸钙、磷酸钙等属于无机钙；葡萄糖酸钙、柠檬酸钙、乳酸钙等属于有机钙。有机钙的钙含量相对不高，但是吸收好，而价格相对较高；无机钙比较常见，钙含量高，价格较便宜。无机钙吸收需要胃酸参与，胃部疾病人群可能会有不适感。小肠对钙吸收有一定阈值，如果大剂量服用钙剂，建议分多次服用，提高吸收率。

为满足身体对维生素D需求，特殊人群可服用必要的维生素D补充剂。中国营养学会于2013年提出，0～3岁儿童维生素D最高可耐受摄入量（VL）为每天20 μg，4～6岁儿童为每天30 μg，7～10岁儿童为每天45μg，11岁以上人群为每天50 μg。经阳光照射皮肤而合成维生素D具有自限性，一般不会造成维生素D过量，但经补充剂增加维生素D摄入的方式存在导致过量的可能性。症状包括便秘、恶心、呕吐、虚弱、体重下降、晕眩等，过多维生素 D 摄入还会升高血钙水平，而长期慢性高血钙会增加肾结石、晕眩和心律失常等疾病发生风险。

· 适量运动：力学变化决定了骨形态和构筑。局部重力和肌肉收缩可影响骨细胞功能，而适量负重运动，可增加骨峰值和减少骨量丢失。防治骨质疏松症的主要运动方式为抗阻力练习和有氧耐力运动，如慢跑、快走、太极拳、踏车和登台阶等，这些运动均需要持之以恒。合理的体育运动对预防骨量丢失和骨质疏松症具有非常重要的意义。

运动行为干预方法，提倡运动个体化，倡导中、小强度的抗阻力练习，遵循有氧运动锻炼四原则，即循序渐进、因人而异、量力而行、持之以恒。另外户外运动可以获得足够的阳光照射，能够促使皮肤下的 7-脱氢胆固醇转变为维生素 D_3，维生素 D_3 可增加肠道对钙的吸收，加强成骨细胞功能。因此，坚持户外运动有助于合成体内所需的维生素 D。

针对运动预防和治疗骨质疏松症的建议如下：

对老年人的建议

针对运动预防和治疗老年人骨质疏松症，美国运动医学学会发表的相关声明指出：①负重活动对于健康骨骼正常发育和骨量维持是必要的。增加肌肉力量的活动可能也可以获益，特别是对非负重骨如上肢骨骼系统；②久坐人群可以通过增加身体活动来增加骨量，但是增加身体活动的基本获益是避免不运动引起的骨量丢失；③不推荐运动作为绝经后激素替代疗法的替代品；④老年人最佳运动方案应该包括力量、柔韧和神经肌肉控制能力练习，这些活动可以减少跌倒风险，降低骨质疏松性骨折发生率。

声明同时给出了预防骨质疏松症和保护骨健康的身体活动指南原则：①特异性，只有承受外界应力负荷的骨骼才能产生适应性反应；②超负荷，只有超出日常承受的重量产生的适应反应，才具有增进骨健康的作用；③长期坚持，当身体活动明显减少时，它为骨骼带来的好处便不能维持。因此持续刺激骨质增长需循序渐进，遵循全身运动与骨折好发部位（腰椎和股骨）运动相结合的原则，长期坚持，逐渐加大负荷。美国运动医学会推荐的预防性运动方案包括力量训练、健身跑和步行等。

对青少年的建议

青少年时期处于生长发育的高峰期，成年人90%以上的骨量是在青春期结束前积累的，此时的骨密度水平对成年后峰值骨量及骨质疏松症的发病率有着重要影响。运动是促进青少年骨骼健康的有效方法，因此建议青少年多进行科学运动，避免养成静坐少动的生活方式。

对于青少年而言，运动没有过多限制，多进行能对骨骼纵轴形成应力刺激的运动能有效促进骨骼发育。但需注意，由于青少年处于生长发育阶段，因此应选择在缓冲良好的场地上进行运动，以免对骨骼造成过大冲击，影响骨骼生长发育。

· 戒烟限酒：吸烟和过量饮酒是骨质疏松症发病的两大危险因子。男女吸烟者均可导致椎体骨和肢体骨骨折危险性增加，吸烟者骨量丢失为不吸烟者的1.5～2倍；无论男性还是女性，过量饮酒均增加骨质疏松症发病风险。每天饮酒超过2单位（20 g纯酒精），会增加骨质疏松症和髋部骨折的风险。另外，长期饮酒，能够造成机体营养不良，致使维生素、微量元素等摄入量不足，导致骨量进一步丢失。

· 心理平衡：心理平衡是保证健康的前提和基础。不同的情绪和行为会对人体健康造成不同影响，良好的心理状态利于维持人体免疫和康复功能，同时利于疾病预防。如负面情绪会影响体内营养素的吸收，导致营养素缺乏，增加骨质疏松症的风险。

5.2.1.3.2 针对高危人群开展的骨质疏松症预防：骨质疏松症的危险因素有很多方面，包括可控因素和不可控因素。不可控因素是人本身不可改变的因素，如增龄、性别、种族（白人、黄种人、黑人）、遗传因素（家族史、基因）、初潮推迟、早期闭经等；可控因素是通过自身努力可以改变或控制的因素，如膳食营养失衡、低体重、吸烟、过度饮酒、过度摄取咖啡、运动不足、长期卧床、日照不足、药物和疾病等。针对具有危险因素的高危人群进行骨质疏松症预防的措施包括均衡饮食、适量运动、建立良好的生活方式和习惯、增加日光照射、进行药物指导。

（尹香君　张倩　王梅）

5.2.2 二级预防

二级预防为“三早”预防。即早发现、早诊断和早治疗。对高危人群进行风险评估以及风险预测，加强对骨质疏松症易患人群的健康指导，尽早对低骨量人群进行控制，进而减少骨质疏松性骨折的发生是二级预防重要内容。二级预防主要方法分为普查、筛检、定期健康检查。另外设置专门骨质疏松症防治机构对于二级预防的具体实施至关重要。二级预防的主要措施如下。

5.2.2.1 骨质疏松症二级预防关键在于早期发现，并给予积极治疗　早期发现需要对骨质疏松症高危人群进行筛查，开展风险评估以及风险预测，加强对骨质疏松症易患人群的健康指导，这是二级预防的主要内容。临床上评估骨质疏松症风险方法有“骨质疏松症风险一分钟问卷”和“亚洲人骨质疏松症自我筛查工具（OSTA)”。建议 50 岁以上的人群，尤其是低体重人群，每年都可以通过 OSTA 自我筛查公式进行骨质疏松症风险自测，如果发现自己是高危人群，应该及时去医院进行双能 X 线吸收法检查骨密度，有利于骨质疏松症的早期防治。也可以根据年龄和体重进行快速骨质疏松症风险评估。

5.2.2.2 对骨质疏松症高危人群进行监测　通过骨密度和骨测量，早期筛查出骨量降低者，以便及时治疗，并进行骨折危险评估，确定防治措施，防止骨折等并发症发生。对快速骨量减少的人群，应及早采取防治对策。中年以后的人群，尤其是妇女绝经之后，骨量丢失加速进行，为预防骨质疏松症，对于围绝经期和绝经期妇女、老年人群、容易引起骨质疏松症的患者以及长期应用糖皮质激素等高危人群，应该定期检查骨密度，以达到早发现、早诊断和早治疗的目的。

美国国家骨质疏松基金会，国际临床骨测量学会（the International Society for Clinical Densitometry，ISCD)，美国骨折预防工作组与美国临床骨质疏松协会提出，对以下骨质疏松高风险人群进行骨密度筛查. ①年龄 65 岁以上的女性，以及 70 岁以上的男性；②65 岁以下有 1 个或多个骨折风险因素的绝经后女性 ；③50～70 岁有 1 个或多个临床骨折风险因素的男性；④围绝经期妇女，有低骨量或骨量丢失加速的骨折高风险因素，如低体重、有骨折史或使用高风险药物；⑤准备中断雌激素治疗的女性；⑥40 岁以上有低创伤和脆性骨折的人群；⑦准备或正在进行抗骨质疏松治疗的人群；⑧正在服用某些药物或与继发性骨质疏松相关的某些疾病的人群；⑨有骨丢失加速证据但不愿意接受治疗的人群；⑩监测抗骨质疏松药物治疗效果的人群。

5.2.2.3 开展骨折风险评估　骨质疏松症的主要危害是骨折风险增加，骨密度测定能够反映骨折风险概率，但是受到很多其他风险因素的影响。2007年WHO提出骨折风险因子的概念，即骨折风险因子越多，发生骨折的风险越大。因此推荐应用骨折风险评估工具（Fracture Risk Assessment Tool，FRAX®）联合骨密度测量，来预测未来10年发生骨折的概率。FRAX®的具体应用参照第3章相关内容。

5.2.2.4 开展自我保健　开展骨质疏松症危险度的自我测定，自我测定的本质是做好自我保健，是预防骨质疏松症的重要环节。如女性更年期前后，身材矮小、有骨质疏松症家族史，则属于高危人群，应该积极采取一级预防的各种措施，防止骨质疏松症发生和发展。

5.2.2.5 预防继发性骨质疏松症　骨质疏松症二级预防需要积极治疗引起继发性骨质疏松症的疾病，包括性功能减退、器官移植、糖尿病、风湿性关节炎、甲状旁腺功能亢进、甲状腺功能亢进、慢性肝病、慢性阻塞性肺疾病和胃肠道疾病等。另外，有些疾病如系统性红斑狼疮、皮肤病、类风湿关节炎、肾病、哮喘患者等常用糖皮质激素治疗，骨质疏松症是长期使用糖皮质激素的副作用之一。积极治疗原发病可有效预防骨质疏松症发生。

另外，可通过药物干预预防骨质疏松症及骨折的发生，提高居民生活质量。药物干预包括基础措施如钙剂补充和维生素D及其类似物的应用，以及抗骨质疏松药物的应用。

对于骨质疏松症，“三早”预防的根本办法是做好宣传和提高医务人员诊断、治疗水平；通过普查、筛检、定期健康检查以及群众的自我监护，及早发现骨质疏松症初期患者，并使之得到及时合理治疗。

5.2.3　三级预防

三级预防为临床预防，需要根据临床危险因素的评估，与骨密度测定相结合，制订具体防治方案。预防对象为骨质疏松症患者或已经发生脆性骨折的患者，重点是对骨质疏松症的综合治疗和预防骨折及再骨折。通过药物干预和康复治疗，积极治疗和护理严重的骨质疏松症患者及合并骨折的患者，减少骨折和再骨折的发生，延缓和减少骨质疏松性骨折引起的残疾和死亡，促进功能恢复，降低病死率，提高生活质量，延长寿命。三级预防的主要措施如下。

5.2.3.1 基础措施　包括适量运动、调整生活方式、补充钙剂和维生素 D 等。具体的基础措施见本章一、二级预防相关内容。

5.2.3.2 药物治疗　发现骨密度低下或患有骨质疏松症，可在医生指导下选择适当的药物治疗，减缓骨量继续丢失，并降低骨折风险。已发生骨折的患者，除对骨折及时处理外，抗骨质疏松药物治疗不容迟疑，还需要开展康复治疗等预防再骨折和残疾。药物治疗具体见第 6 章。

5.2.3.3 预防跌倒　骨质疏松症三级预防很重要的一点是预防骨折和再骨折。骨密度下降并不是骨质疏松性骨折的唯一危险因素。机体的反应性、平衡能力对于预防骨质疏松性骨折的发生也很重要。故对跌倒进行预防是预防骨质疏松相关性骨折最主要的措施。具体的预防措施实施如下。

· 适量运动：体力活动，可改善肌肉力量和平衡能力。运动以抗阻力练习和有氧运动为主。运动应因人而异、量力而行，选择适当的锻炼方式和强度。具体见本章一级预防相关内容。

· 调整生活方式：均衡膳食、增加户外活动可以改善维生素 D 缺乏情况。维生素 D 的缺乏与肌无力、肌肉疼痛有一定关系，而跌倒与老年人肌肉功能减退和平衡能力欠佳有关。适当的维生素 D，可以减少跌倒风险。具体措施见一级预防相关内容。

· 改善生活与居住环境：老年人群是骨质疏松症的高发人群，改善老年人的生活与居住环境，降低居家危险因素对预防老年人跌倒至关重要。建议保持室内灯光明亮，光线分布均匀，保留夜间照明灯；地面平整防滑，在浴室中放置防滑垫；物品摆放不宜过高，应方便取放；卫浴设施和楼梯安全实用，卫生间设坐厕并安装扶手；床铺和座椅高低要考虑到方便老年人。

在日常家居生活中，行走和转移过程中老年人应衣着简洁，鞋子舒适得当。选择合适的平跟防滑鞋，最好不穿拖鞋。上厕所、起床和洗漱等要站稳后才移步，上下楼梯要扶扶手，避免站着穿裤子及登高取物、突然起床及夜间醒后立即如厕、走路突然回头。步态不稳，腿力差的老年人应备拐杖和相应辅具，加强陪护，避免容易导致骨折的活动与动作，采取保护性措施。外出活动应结伴而行，避免外出走得太远及雨雪等不良天气户外活动，外出时选择适宜的交通工具，避开交通高峰，最好有人陪同扶持，外出时选择适宜的交通工具，上下公共汽车要扶扶手，不到拥挤的公共场所。

·心理疏导：研究显示，有跌倒史的老年人中，因为害怕跌倒而避免活动，形成“跌倒—失去信心—回避活动—更易跌倒”的恶性循环。应通过心理疏导，增强老年人自信心，使其认识到跌倒的许多危险因素是可控的，消除抑郁、焦虑等不良情绪，使其积极地参加锻炼，增强身体平衡力和灵活性，减少跌倒发生。

·积极治疗常见老年病：帕金森病、脑血管疾病后遗症等中枢神经系统疾病以及下肢肌肉、骨与关节的病变或发作性昏厥、眩晕症等，均可使老年人步态不稳，发生跌倒而骨折，应积极治疗这些常见老年病，尤其是脑血管疾病及心血管疾病。

·健康教育：健康教育是跌倒预防策略中基本而重要的环节，健康教育对象不仅包括老年人，还包括医护人员、家庭成员、社区工作人员、老年照顾与陪护人员等。健康教育有助于老年人保持良好生活习惯，减少跌倒危险。

（尹香君　王临虹）

5.3 骨质疏松症的宣传教育

5.3.1 医护人员教育

骨质疏松症不仅需要引起大众注意，还需要卫生系统专业人员的重视。医护人员对骨质疏松症的认识程度，直接影响健康教育的效果。通过对医护人员的骨质疏松症健康教育，使他们了解国内外骨质疏松症流行趋势，疾病在年龄、性别上的分布及危险因素等；掌握骨质疏松症干预要点，深刻理解预防重于治疗的原则，改变低钙饮食结构和进行适量运动，理解早发现、早干预的重要性；熟悉骨质疏松症药物治疗和非药物治疗的利弊和实施方案。

5.3.2 公众教育

由于骨质疏松症是流行广泛而发病隐匿、尚无理想治疗方案的慢性疾病，因此一般人群的健康教育是综合防控的基础，目的是让大众了解骨质疏松症的危害、现状及危险因素，加强自我防控意识；树立预防重于治疗的理念，了解饮食、运动和生活方式及治疗的基本知识；加强自我监测，做到早发现、早治疗。

5.3.3 患者教育

骨质疏松症最严重的后果是骨折。骨质疏松性骨折具有高发病率、高死亡率、高致残率、高费用和低生活质量的特点。为此，在采用多种手段和药物来促进骨形成、抑制骨吸收的同时，要加强对患者防跌倒、防碰、防颠等基本生活常识的教育，对预防骨质疏松性骨折的发生，以及骨折后的防控都具有重要意义。

（郑冰鑫　尹香君）

5.4 社区骨质疏松症防控体系的建立与管理

骨质疏松症可防可治，在骨质疏松症防控工作中，各级政府应提供完善的组织保障，各级医疗卫生部门明确工作职责，并逐步建立起信息收集管理体系，加强督导评估工作。

5.4.1 组织保障

5.4.1.1 制定骨质疏松症防控规划，出台相关政策　各级政府将骨质疏松症防控纳入区域卫生规划，明确骨质疏松症防控工作的目标及指标。在区域卫生资源配置、经费配置等方面满足骨质疏松症防控工作的需要。

5.4.1.2 建立健全骨质疏松症防控体系　在卫生系统内部，建立以疾病预防控制机构、基层医疗卫生服务机构、综合医疗机构、骨质疏松症专科门诊和健康管理门诊为主干梯队的骨质疏松症防控体系。按照骨质疏松症三级预防内容明确各级、各类机构的工作职责，配置相应人员及基础设备。

5.4.1.3 加强倡导与动员　充分动员媒体、教育、相关企业、社会团体等机构的力量，落实各项骨质疏松症的防控措施。

5.4.2　组织机构与职责

5.4.2.1 卫生行政部门　卫生行政部门是领导、组织和协调骨质疏松症防控工作，制定有效政策，积极开展多部门合作，落实相关资源保障措施的组织机构。卫生行政部门应将骨质疏松症防控工作纳入社区卫生服务工作考核内容，评价和发布当地骨质疏松症的工作计划和技术方案。

5.4.2.2 疾病预防控制机构

疾病预防控制机构工作任务如下。

· 负责制订本辖区骨质疏松症防控工作方案，并组织基层卫生服务机构、医疗机构等单位实施。

· 组织开展本辖区骨质疏松症相关监测和调查，组织开展干预措施效果评估，为当地卫生行政部门制定政策提供依据。

· 负责本辖区骨质疏松症防控信息资料收集与管理。

· 组织开展骨质疏松症防控应用性科学研究工作。

5.4.2.3 社区卫生服务机构

社区卫生服务机构工作任务如下。

· 掌握社区骨质疏松症及相关疾病、危险因素分布的基本情况，根据全区（县）计划安排，制订和落实本社区骨质疏松症防控的实施计划。

· 开展社区人群健康教育，为社区人群提供预防、控制骨质疏松症危险因素的知识和技能，促进社区人群普遍掌握骨质疏松症的防控知识，改善对骨质疏松症防控的态度，形成良好的行为习惯。

· 通过建立居民健康档案和组织本社区居民健康检查等多种方式检出社区骨质疏松症患者。

· 建立骨质疏松症患者管理信息库，并及时更新骨质疏松症患者信息。

· 对骨质疏松症患者实施分级分层随访管理，为患者开具健康处方，同时对病情及管理效果进行评估。

· 督促骨质疏松症患者规律服药及采取合理膳食、运动等非药物治疗措施，密切注意患者病情发展及药物治疗可能出现的副作用，发现异常情况及时向患者预警，督促患者到医院做进一步治疗。

·早期发现骨质疏松症患者的危急和疑难情况，并及时转诊到上级医院。

·对社区骨质疏松症防控工作进行质量控制及效果评价。

5.4.2.4 综合医疗机构

综合医疗机构主要承担骨质疏松症二级、三级预防工作。

·加强综合医院发现或检出高危或现症患者的能力，承担骨质疏松症确诊工作，并为确诊的骨质疏松症患者制定个体化治疗方案。

·接受社区卫生服务机构（乡镇卫生院）转来骨质疏松症患者的诊断和救治，并将已确诊且病情稳定的患者转回社区，进行规范化的社区管理。

·为社区卫生服务机构医务人员提供技术指导和培训。

·与疾病预防控制机构和社区卫生服务机构协调开展工作。

5.4.2.5 健康教育部门

·为开展社区骨质疏松症防控的组织机构和人员提供健康教育和健康促进理论、技能的培训及技术指导。

·探索社区骨质疏松症防控健康教育方法，研究、开发、制作健康教育资料。

·组织开展骨质疏松症防控健康教育与健康促进活动。

·为社区人群提供骨质疏松症防控知识和技能指导。

5.4.3 信息管理

信息收集与管理是掌握区域骨质疏松症防控工作具体实施情况和开展防控效果评估的基础，是卫生行政部门制定骨质疏松症防控相关政策的重要依据。

5.4.3.1 信息收集的主要内容

·辖区内基本信息，包括人口信息、辖区卫生资源信息等内容。

·辖区人群骨质疏松症健康知识知晓情况，辖区内不同性别、年龄的人群对骨质疏松症健康关键信息知晓率分布及变化趋势。

·辖区人群骨质疏松症保健行为情况，辖区内不同性别、年龄的人群的膳食、生活习惯及方式等骨健康相关行为的分布及变化趋势。

·辖区人群骨质疏松症健康状况，辖区内不同性别、年龄的人群患骨质疏松症、骨质疏松性骨折的分布及变化趋势。

·辖区人群骨质疏松症治疗需求、开展治疗情况，辖区内患骨质疏松症、骨质疏松性骨折的不同性别、年龄的人群接受规范治疗情况。

5.4.3.2 信息收集方法

·开展常规的骨质疏松症防控数据信息收集与管理。

·开展流行病学专题调查。

5.4.3.3 数据利用与信息发布　医疗机构常规报告来源的信息应在疾病预防控制机构、基层医疗卫生服务机构、医疗机构之间实现共享；区域性流行病学调查来源的信息，应在疾病预防控制机构、流行病学调查具体承担机构之间应实现共享。疾病预防控制机构负责数据整理与分析。

5.4.4　评估与评价

5.4.4.1 评估与评价的作用与方式　骨质疏松症防控工作评估是指定期对正在开展的工作或已经完成的工作进行系统、客观的深度分析。确定服务的实用性、效率、效果、影响和可持续性等。

评估可在常规工作收集的数据基础上开展，也可通过其他途径如科学研究、专项调查、深入访谈、专题小组讨论等方式收集信息。定期评估主要是为了评估工作进展、是否达到预期效果以及是否需要对工作计划进行必要的调整。终末评估是在项目结束时开展，对项目整体情况、效果、影响、目标达成情况以及可持续性等进行全面评价。

5.4.4.2 评估指标　评估指标包括居民骨质疏松症健康知识知晓率、居民骨质疏松健康率、居民骨质疏松性骨折率、居民接受预防措施情况、居民接受骨密度检查情况、骨质疏松症危险因素的发生情况等。

（尹香君　郑冰鑫）

5.5 骨质疏松症健康管理和自我管理

5.5.1 骨质疏松症健康管理

5.5.1.1 健康管理的定义 健康管理是对个体或群体的健康进行全面检测、分析和评估，提供健康咨询和指导，并对健康危险因素进行干预、管理的全过程。

骨质疏松症健康管理的核心是对危险因素的管理，即对骨质疏松症危险因素的识别、评估、预测以及干预，其理念是把健康纳入科学的管理之中，主动地监测、预测、计划和维护健康，而不是被动等待疾病发生后治疗。

5.5.1.2 骨质疏松症健康管理的基本内容

- 了解个体健康状况，建立健康档案。
- 进行骨质疏松症风险性评估。
- 开展骨质疏松症健康咨询与指导，并且有计划地干预、管理健康。

5.5.1.3 骨质疏松症健康管理的流程

- 健康调查和健康体检。
- 健康评估。
- 个人健康管理咨询。
- 骨质疏松症个人健康管理后续服务。
- 专项的健康及骨质疏松症管理服务。

5.5.1.4 骨质疏松症健康管理的基本策略

健康管理工作主要采取非临床的手段，对一般人群、高危人群和骨质疏松症患者进行健康评估和分层管理，主要是生活方式管理，如管理饮食、运动以及心理；对于患者来说，健康管理应该将就医和治疗纳入管理，同时管理生活方式，以配合、辅助临床治疗，提高患者的依从性，加强治疗效果，后一项内容也被称为疾病管理。因此，健康管理的基本策略根据对象不同分为生活方式管理和疾病管理。

5.5.1.4.1 生活方式管理：生活方式管理是健康管理策略的基础成分。通常采取多种形式的健康教育与行为指导，并将教育与指导贯穿在各个环节中以提高知信行水平，从而降低行为危险因素。具体措施可见三级预防。在实践中，主要有四种方法常用于促进人们改变生活方式：①教育，传递知识，确立态度，改变行为；②激励，通过正面强化、反面强化、反馈促进、惩罚等措施进行行为矫正；③训练，通过一系列的参与式训练与体验，培训个体掌握行为矫正的技术；④营销，利用社会营销的技术推广健康行为，营造健康的大环境，促进个体改变不健康的行为。单独应用或联合应用这些方法，可以帮助人们朝着有利于健康的方向改变。

5.5.1.4.2 疾病管理：疾病管理是一个协调医疗保健干预和与患者沟通的系统，它强调患者自我保健的重要性。骨质疏松症的疾病管理不仅包括药物干预，还包括生活方式调节，患者自我管理教育等。生活方式调节具体见一级预防及二级预防的相关措施。在生活方式调整基础上，合理的用药管理也非常重要，需要在医生指导下，制订治疗计划，并定期反馈给骨质疏松症患者。骨质疏松症疾病管理的实施如下。

·制订诊治计划：不同个体治疗的内容和方法不同，应当制订个体化的诊治计划。首先，确定骨质疏松症的诊断与分型；其次，评估患者骨折风险。制订详尽的个体化治疗计划。制订治疗计划应注意以下几点：①治疗方案个体化。由于患者危险因素的差异，不可能选择单一的固定的或“标准化”的治疗计划，而应遵循个体化原则制定。②药物与非药物治疗措施结合。③有长期和近期治疗目标及方案。④长期治疗对患者经济负担的可承受性等。

·健康教育和行为干预：骨质疏松症的发生在一定程度上与人们的不良生活方式和行为习惯有关，同时骨质疏松症目前无“特效”方法根治，大多数患者只有坚持正规、合理和有效的药物与非药物治疗及必要的预防措施，方能得到长期和有效控制，防止并发症发生。实现这一目标的关键在于患者对该病要有正确、充分、科学的认识，积极配合医生治疗和指导。这源于临床医生和卫生保健人员对患者实施良好的健康教育。通过健康教育及行为干预，指导患者改变不健康的行为和生活方式是骨质疏松症管理的重要一环。常见行为干预措施见三级预防措施部分。

·成本效益：收益包括控制预防骨质疏松症骨折的发生，减轻其症状以及对患者生活质量的提高等。成本效益是骨质疏松症系统管理不可忽视的问题。规范化、规模化和信息化的患者管理可以增加社区医疗机构就诊人数，减少患者的误工、陪护、交通等费用，是一种投资少，社会效益和经济效益均可明显提高的防控模式。

· 监测与随访：需要对持续、稳定的患者进行定期监测和随访。随访期间，医务人员主要任务是确保患者 BMD 达到且维持预期目标值、控制其他危险因素。随访内容包括：病情监测及健康教育，检查患者治疗进展和治疗计划的效果。如危险因素的控制情况、健康教育的认识程度、生活方式及行为的改变情况、BMD 对治疗的反应情况、服药及药物反应情况、骨折发生情况等。

· 医患交流 ：医患交流贯穿骨质疏松症系统管理的全过程，是实施诊断与治疗不可缺少并决定患者治疗效果的重要一环。通过交流，医生可以掌握患者身心状况、经济条件、用药心理等，可以增加患者治疗的信心和用药依从性，从而提高治疗效果。

· 管理效果评估与方案调整：当一个健康管理疗程结束时，从健康管理目标的达成度、行为管理的医疗效果、健康管理的经济效果等方面对患者健康变化情况、健康管理服务质量、医疗费用支出控制情况进行评估，专家再根据评估结果，对下一个疗程的健康管理方案进行调整。对于未达成目标者，需要与患者及时进行讨论，找出原因，修订当前方案，并对下一个周期的方案执行过程进行严格跟踪和定期审查。

作为一种慢性病，骨质疏松症管理与治疗依从性非常重要，对绝大多数患者来说抗骨质疏松症治疗应当维持下去。因而，无论是生活方式改变还是药物治疗，长期治疗的依从性是提高患者管理效果的关键。促进治疗依从性的策略包括加强医患交流，促进健康教育；促进治疗方案个体化；提供细化治疗、随访措施；促进家庭和社会的支持。

（尹香君　郑冰鑫　王临虹）

5.5.2 骨质疏松症的自我管理

5.5.2.1 骨质疏松症自我管理的定义　自我管理主要用于慢性病的自我管

理。“慢性病自我管理”（chronic disease self-management，CDSM）是指在卫生保健专业人员协助下，患者承担一定的预防性和治疗性保健任务，在自我管理技能的支撑下进行自我健康管理，其实质为患者健康教育项目。它通过系列健康教育课程培养慢性病患者正确的健康观念，教授一系列必要的自我管理知识与技能，提高患者自我管理能力，激发其主观能动性，使患者从被动接受治疗和护理转变为主动参与，增强其健康意识，促使其改变不健康的生活方式，养成良好生活习惯，最终实现控制病情，提高患者生活质量。

骨质疏松症作为一种慢性病，具有病程长、难以治愈、反复发作的特点。患者是唯一每天时刻与自身疾病共同生活的人，与医护人员接触时间十分有限。所以患者必须要学习和掌握相关知识、技能以及和医生交流的技巧，在得到医生更有效的支持下，主要依靠自己解决骨质疏松症给日常生活带来的各种躯体和情绪方面的问题。由于患者长期与疾病作斗争，熟悉疾病的诊疗、自我保健等全过程，决定了他们自己才是管理的最佳人选。

骨质疏松症积极的自我管理需要完成三项任务：①疾病管理。照顾自己的健康，包括按时服药、定期检查、健康饮食、加强运动、使用一些辅助装置等。②角色管理。建立和保持在社会、工作、朋友和家庭中的新角色，从而继续履行自己在社会和家庭的责任和义务，正常参加工作、与家人朋友和睦相处等。③情绪管理。处理和应对因疾病带来的各种情绪，妥善处理情绪变化，如焦虑、抑郁或恐惧等。

骨质疏松症自我管理的基础包括：① 树立健康观念，主要是对自己健康负责和对骨质疏松症抱有可防、可控的信心；② 了解相关知识认识到骨质疏松症的成因，了解它的自然发展规律，观察疾病的发展和变化，认识到自己能够做什么等；③ 掌握自我管理技能，自我管理有五项核心技能，需要在管理疾病过程中学习和实践。a. 采取行动的技能：学习如何改变个人行为，制订行动计划并付诸实施，确保对行动的信心和决心，对采取的行动进行评估，完善自己的行动计划使其更易于实施。b. 解决问题的技能：在管理疾病过程中，患者能够认识自身问题所在，能与他人一起找到解决问题的方法，采用适合自己的方法积极尝试解决自身问题并能够帮助他人，并评估用该方法是否有效。c. 制订决策的技能：学会与医护人员一起制订适合自己的、切实可行的目标、措施和行动计划。d. 与卫生服务提供者建立伙伴关系：学会与卫生服务提供者交流沟通、相互理解和尊重、加强联系。最终建立起伙伴关系，共同管理疾病。e. 获取和利用资源的技能：知道如何从医疗机构或社区卫生服务机构、图书馆、互联网、家人朋友等渠道，获取和利用有利于自我管理的支持和帮助。

5.5.2.2 自我管理的实施

5.5.2.2.1 首先要认识骨质疏松症：即掌握相关知识，如骨质疏松症定义、疾病特点、危险因素（不可改变和可改变的危险因素）、症状、骨质疏松症高危人群的自我检测、诊断、预防和治疗的相关知识、骨质疏松症防控的常见误区等。

5.5.2.2.2 学习和实践骨质疏松症自我管理技能

·目标设定和制订行动计划：如何制订行动计划是自我管理的一个关键技能。行动计划就是通过把目标分成多个较小和较易做到的具体行为活动，自己选择其中的1～2项去努力完成。行动计划是自己想做或决定要做的事情。例如，若目标是提高骨量，可以通过摄入含钙量高的食品、加强肌肉锻炼、多晒太阳等具体的行为活动来达到设定的目标。因此，制订行动计划时，首先应明确要实现的目标，然后找到实现目标的具体活动，之后马上行动。从具体的活动中选择1～2个以前没有做过但本周要做的事情，制订一周行动计划等。

·学习解决问题的步骤：在制订每周行动计划并付诸实施后，要对采取的行动进行评估。每周结束时，看看是否完成自己制订的行动计划，并且是否离自己的目标更接近了。如遇到问题没有如期完成行动计划，则需要寻求方法解决此问题。解决问题是进行自我管理及日常生活的一个非常重要的技能，整个自我管理活动都会对遇到的问题进行解决。

解决问题的步骤有七个。

第一步，认清问题所在。这是最困难也是最重要的一步。例如某人认为自己腰背痛的问题是床不合适，其实真正的问题是骨量减少而导致腰背痛。

第二步，列出可以解决问题的方法。除了自己提出的一些好的建议外，也可以询问医护人员、家人和朋友，或者利用其他资源。例如询问医生自己服的药物是否导致骨质疏松症，服用钙和维生素 D 营养补充剂，加强户外运动、多晒太阳等。

第三步，选择一个方法试行。例如服用钙和维生素 D 营养补充剂可以延缓骨量丢失。

第四步，评估试行成效。新尝试方法往往会有困难，不要轻易认为某个方法无效，而应该对试行的方法进行充分尝试后再评估是否有效。如果一切正常，问题将会得到解决。

第五步，如果方法无效，改行另一个方法。

第六步，如果方法仍然无效，尝试寻找外部资源或其他方法（回到第三步）。

第七步，如果问题暂时无法解决，暂时接受此现状，待以后解决。

· 沟通与交流

学习与人沟通、交流的技巧

每个人在生活中都不可避免地要与家人、朋友、邻居、同事等进行沟通和交流，表达自己对某件事情的看法、感受或获得他人的帮助，掌握一些有效的技巧将有利于促进更加和谐的沟通和交流。

与医生交流的技巧

患骨质疏松症之后，患者需要搜集病情相关资料，记录疾病变化过程并向医生报告，这样医生才能知道患者所患疾病的情况和治疗措施是否发挥了作用。另外，患者也需要从医生那里获得有关病情治疗的准确信息，同时给医生反馈自身需求。以下一些技巧将有助于患者和医生更好进行交流。①准备。列出您最关心的事情和问题，在一开始看病的就询问医生，同时向医生报告您的症状、生活中的一些变化、所服药物等，以及过去请其他医生诊疗的结果。如果您有 2、3 个以上问题的话，可以按照优先顺序整理成清单形式交给医生，但是您不要希望在一次看病期间就全部得到这几个问题的答案。②询问。向医生询问有关诊断、检查、治疗和随访等问题。③重复。在看病讨论过程中，要将讨论的关键点复述给医生，如诊断、预后、下一步治疗方案、治疗措施等，这就给了您和医生一个纠正交流中误解的机会。如果您不理解医生所说的话，一定要让医生知道，可能的话，请医生给您一个书面指导。④采取行动。

自我交谈——增加自信心

自我管理教育项目的核心目的是增强患者管理疾病的自信心。成为一名成功的自我管理者，除了掌握相关知识和各种自我管理技能之外，还需要有自信心，即相信自己有能力管理所患的疾病。骨质疏松症患者要明白尽早预防可以避免骨质疏松症及其骨折。即使发生过骨折，只要采用适当合理的治疗仍可以有效地降低再次骨折风险。

提高自信的最有效的办法之一是通过“自我交谈”来鼓励自己，保持乐观情绪。同时，积极的自我交谈也是管理疾病带来的紧张、焦虑和害怕等不良情绪的重要工具。

· 寻找和利用社区资源：作为一名骨质疏松症患者，重要的任务之一就是知道自己什么时候需要帮助，从哪里能够获得这些帮助。要想成为一个良好的慢性病自我管理者，适当地寻找和利用社区资源解决日常工作、家庭或其他方面的问题非常重要。凡是能够提供帮助的人、信息、机构等都是可以寻找和利用的社区资源。

可以寻找和利用的社区资源包括家庭、亲朋好友、社区卫生服务中心和医院的医护人员、社区居委会、图书馆；也可以通过电话咨询，如 12320，或者通过互联网查询，另外也可以通过科学获取骨质疏松症的网站和书籍得到帮助。

· 开展生活方式自我管理：为更好预防骨质疏松症发生、控制病情进一步发展、避免发生骨折，养成良好生活方式很重要。良好的生活习惯包括合理膳食、科学运动、戒烟限酒和少喝咖啡与可乐、正确处理负面情绪、慎用影响骨代谢的药物、科学选择营养补充剂、正确使用抗骨质疏松药、采取防止跌倒和改善平衡力的措施等。具体措施参见三级预防相关内容。此处主要从自我管理的角度提出特别需要注意的方面。

合理膳食

制订适合自身的饮食计划，根据膳食习惯，估算每天钙摄入量。根据推荐量制订适合自己的饮食计划。

科学运动

健康运动是骨质疏松症自我管理的重要工具之一。制订适合自己的运动计划，一份合适、完善的运动计划首先应该达到以下3个体格健康目标。①柔韧性：关节能够在正常范围内舒适地运动。随着年龄增加、疾病及经常不活动的生活方式等原因，柔韧性会趋于降低，可以通过适度的、柔和的伸展锻炼来改善。柔韧性可以提高患者平衡能力，及时的平衡纠正是摔倒前的最后一层保护。②力量：为了保持肌肉力量，需要锻炼肌肉。如果不锻炼肌肉会衰弱甚至萎缩。如骨质疏松症可以导致腰背痛，通过腰部肌肉锻炼，可以缓减疼痛。③耐力：耐力锻炼能够有节奏、连续性地调动身体大肌群，可以使全身得到锻炼，如散步、游泳等。全身的肌肉增加后，人体体能得到改善也可以避免摔倒。注意运动的安全性。对于骨质疏松症康复治疗，必须坚持在一般措施和药物治疗前提下，由专业医生指导进行骨质疏松性骨折的康复运动。

科学选择营养补充剂、正确使用抗骨质疏松药物

在医生指导下用药，并了解常用抗骨质疏松的药物和自身在药物治疗方面的责任。服药成为患者日常生活中的重要组成部分，患者在药物治疗方面也需承担以下相应责任。患者应该：①遵照医生处方按时服药；②就诊时告诉医生自己服用的所有药物和剂量（包括自己在药房购买的药物），药物使用的效果和不良反应；③如果没有按医嘱服药或根本没有服药，请告诉医生，以便医生了解、更新、跟进情况；④制作并执行药物清单。药物清单应定时更新，并在就诊时与医生交流；⑤与医生积极沟通。就诊时向医生提供自己的用药记录、生活方式记录，以及与医生沟通的问题。

防止跌倒和改善平衡力

对于骨质疏松症患者，改善平衡和预防跌倒非常重要。减低跌倒风险可以从加强自身身体条件和家居环境保护措施两方面去努力，有需要时找医护人员协助。

在自身方面的情况参见“三级预防”部分，此外还应采取其他措施，如：①加强运动。增强肌肉力量、关节柔韧性及改善平衡与姿势。②检查视力和听力。建议每年检查，需要时矫正。有证据显示，听力或视力差的人较正常者更易跌倒。③照顾自己的双脚。选择鞋跟矮而稳固、尺码合适、有防滑鞋底及有足够承托力的鞋子。④避免提举重物。⑤保持良好坐姿，避免弯腰坐。良好的坐姿可减轻腰背压力。⑥如果平衡力较差或感觉手脚不灵活，在拥挤或不熟悉的环境可考虑使用拐杖或手杖。

另外安全的家居环境可以预防跌倒，进而预防骨折。如：①有良好照明及通道整洁；②楼梯两边设扶手；③确保地毯稳固及移除小地毯；④坐厕及浴缸侧设扶手及使用防滑垫；⑤电话及紧急呼叫装置安置于紧急时易于拿到的地方。

有以下任何一项情况，可考虑找医护人员做平衡力评估或找医护人员协助：①曾跌倒或担心会跌倒；②步行或平衡有困难；③使用手杖或其他步行辅助器具；④感到晕眩。

疾病管理、生活管理与情绪管理是自我管理的三个任务，自我管理强调健康需要终生管理。通过了解骨质疏松症相关知识、实践自我管理的相关技能，培养骨质疏松症可防可控的信心，就会成为一名积极的自我管理者，解决骨质疏松症患病过程中的困难，继续充实而积极的生活。

（董文兰　李志新　王临虹）

5.6 骨质疏松症防控的实施保障

在骨质疏松症防控实践中，应强化政府在社区卫生服务中的职责，由各级政府领导、卫生行政部门牵头，疾病预防控制机构、医疗和社区卫生服务机构负责实施，并联合教育、社会保障、社会团体、新闻媒体等相关部门共同参与。

5.6.1 将健康融入所有社会政策理念下的骨质疏松症防控

健康的社会决定因素是指在那些直接导致疾病的因素之外，由人们居住和工作环境中社会分层的基本结构和社会条件所产生的影响健康的因素，它们是导致疾病的“原因的原因”。健康的社会决定因素对慢病的影响举足轻重，并通过生理、行为方式途径，精神因素途径，卫生服务利用和保障水平的不同途径发挥作用。社会决定因素对慢病的影响涉及方方面面，因此慢病综合防控不应仅仅停留在个人危险行为干预层面，而应从健康的社会决定因素角度出发，将提高人民健康水平、促进慢病防控的目标融入社会所有政策之中，促进多部门协作，保持政策一致性，从而更好地对慢性病进行防控。

5.6.2 疾控部门在防控骨质疏松症中的作用

疾病预防控制机构在骨质疏松症防控中的作用主要体现在动员社会参与和多部门合作，提高全社会对骨质疏松症防控工作的认识；制订骨质疏松症防控工作计划和技术方案；对社区卫生服务机构提供业务指导和培训，为社区提供适宜的防控方法和技术；开展健康教育与健康促进；收集、整理、分析所在地区骨质疏松症防控工作的现状，研究防控策略，为制定相关政策提供依据；以及对骨质疏松症防控工作的实施，进行质量控制、督导、考核及评估等。

5.6.3 医疗卫生机构在防控骨质疏松症中的作用

医疗卫生机构在防控骨质疏松症中的作用主要体现在宣传指导、诊断和治疗方面。在医疗卫生系统内部，建立以疾病预防控制机构、基层卫生服务机构、综合医疗机构为主干梯队的骨质疏松症防控体系。按照骨质疏松症三级预防的内容明确各级各类机构工作职责，配置相应人员及基础设施，并逐步建立起信息收集管理体系，加强监督评估工作。

5.6.4 学术团体在骨质疏松症防控实施中的作用

学术团体通过继续医学教育的形式对各地专业医务人员进行培训，并通过各级卫生行政系统对社区医院和卫生站医务人员进行培训，提高预防、管理、治疗骨质疏松症的能力和水平。在全国建立信息联络网，定期组织对骨质疏松症防控的需求和实施情况调查，收集和骨质疏松症防控相关的信息，利用媒体如报刊、杂志、广播、电视等科学宣传骨质疏松症防控知识，发布有关信息和文章，促进骨质疏松症防控领域的科研和学术交流。

5.6.5 国际合作与协作在骨质疏松症防控中作用

开展国际合作与协作项目，不仅为骨质疏松症防控研究增加资金投入，而且可以引进国际先进的防控理念、方法，并在本土化过程中创新建立一系列更为有效的骨质疏松症防控机制和模式，对提高我国骨质疏松症防控工作水平发挥积极作用。

（尹香君　王临虹）

参考文献

[1] Ansari H, Farajzadegan Z, Hajigholami A, et al. A randomized field trial for the primary prevention of osteoporosis among adolescent females: Comparison of two methods, mother centered and daughtercentered [J]. Res Med Sci, 2014, 19 (8): 746-752.

[2] Zhang J, Delzell E, Curtis J R, et al. Use of pharmacologic agents for the primary prevention of osteoporosis among older women with low bone mass [J]. Osteoporos Int, 2014, 25 (1): 317-324.

[3] Morales-Torres J. Strategies for the prevention and control of osteoporosis in developing countries [J]. Clin Rheumatol, 2007, 26 (2): 139-143.

[4] Ryan P, Schlidt A, Ryan C. The impact of osteoporosis prevention programs on calcium intake: a systematic review [J]. Osteoporos Int, 2013, 24 (6): 1791-1801.

[5] Mueller D, Gandjour A. Cost effectiveness of secondary vs tertiary prevention for postmenopausal osteoporosis [J]. Appl Health Econ Health Pol, 2011, 9 (4): 259-273.

[6] Karen M F, Bart C L. Diagnosis, screening, prevention, and treatment of osteoporosis [J]. Mayo Clin Proc, 2006, 81 (5): 662-672.

[7] Rossignol M, Moride Y, perreault S, et al. Recommendations for the prevention of osteoporosis and fragility fractures [J]. Int J Technol Assess, 2002, 18 (3): 597-610.

[8] Liberman D, Cheung A. A practical approach to osteoporosis management in the geriatric population [J]. C G J, 2005, 18 (1): 29-35.

[9] Mettyas T, Carpenter C. Secondary prevention of osteoporosis in non-neck of femur fragility fractures: is it value for money? Are trospective, prospective and cross-sectional cohort study [J]. J Orthop Surg Res, 2013, 1 (8). 44.

[10] Zhang J, Delzell E, Curtis J R, et al. Use of pharmacologic agents for the primary prevention of osteoporosis among older women with low bone mass [J]. Osteoporos Int, 2014, 25 (1): 317-324.

[11] Senthil K, Markandeshwar M, PrabhaA, et al. Exercise therapy in prevention and

treatment of postmenopausal osteoporosis: an update [J]. Indian J Prev Med, 2016, 4 (1): 47-50.

[12] LiuLK, LeeWJ, ChenLY, et al. Association between frailty, osteoporosis, falls and hip fractures among community-dwelling people aged 50 years and older in Taiwan: results from I-Lan longitudinal aging study [J]. PLoSONE, 2015, 10 (9): e0136968.

[13] Zha X Y, Hu Y, Pang X N, et al. Diagnostic value of Osteoporosis Self-Assessment Tool for Asians (OSTA) and quantitative bone ultrasound (QUS) in detecting high-risk populations for osteoporosis among elderly Chinese men [J]. Bone Miner Metab, 2015, 33 (2): 230-238.

[14] Chan T, Lusignan S, Cooper A, et al. Improving osteoporosis managementin primary care: an audit of the impact of a community based fracture liaison nurse [J/OL]. PLoSONE, 2015, 10 (8): e0132146.

[15] Thorpe B M. Integrating osteoporosis prevention and treatment into clinical practice [J/OL]. JNP-J Nurse Pract, 2009, 5 (6): S21-33.

[16] 李森，夏维波，姜亚芳．预防骨质疏松健康教育的研究进展［J］．护理管理杂志，2009，9（5）：24-26.

[17] 张媛．骨质疏松症防治指南［M］．武汉：湖北科学技术出版社，2012.

[18] 李立明．流行病学［M］．6版．北京：人民卫生出版社，2007.

[19] 中国营养学会编著．中国居民膳食营养素参考摄入量（2013版）［M］．北京：科学出版社，2014.

[20] 中国营养学会编著．中国居民膳食指南［M］．拉萨：西藏人民出版社，2010.

[21] 孟迅吾．原发性骨质疏松症的危险因素和风险评估［J］．诊断学理论与实践，2012，11（1）：1-4.

[22] 中华医学会骨质疏松和骨矿盐疾病分会．原发性骨质疏松诊疗指南［J］．中华骨质疏松和骨矿盐疾病杂志，2011，4（1）：2-17.

[23] 柏基芳，王忆梅．日常生活中老年人如何预防骨折［J］．中国保健营养，2013.12（上）：7141-7142.

[24] 薛延．骨质疏松症防治指南［M］．北京：人民卫生出版社，2008，39-40.

[25] 卫生部疾病预防控制局．全国慢性病预防控制工作规范（试行）［M/OL］，北京：卫生部疾病预防控制局，2011.

[26] 孟焕新．中国牙周病防治指南［M］．北京：人民卫生出版社，2013.

[27] 王培玉，刘爱萍．健康管理学［M］．北京：北京大学医学出版社，2012.

[28] 秦岭，陈启明，梁国穗．体育运动与骨骼——骨密度和结构与生物力学适应性［J］．中国运动医学杂志，2004（05）：532-536，551.

[29] Ishikawa S，Kim Y，Kang M，et al. Effects of weight-bearing exercise on bone health in girls：a meta-analysis［J］. Sports Med，2013，43（9）：875-892.

[30] Bielemann RM，Martinez-Mesa J，Gigante DP. Physical activity during life course and bone mass：a systematic review of methods and findings from cohort studies with young adults［J］. BMC Musculoskel Dis，2013，4（14）：77.

[31] Mayhew JL，Johnson BD，Lamonte MJ，et al. Accuracy of prediction equations for determining one repetition maximum bench press in women before and after resistance training［J］. J Strength Cond Res，2008，22（5）：1570-1577.

[32] de Matos O，Lopes da Silva DJ，Martinez de Oliveira J，et al. Effect of specific exercise training on bone mineral density in women with postmenopausal osteopenia or osteoporosis［J］. Gynecol Endocrinol，2009，25（9）：616-620.

[33] Bocalini DS，Serra AJ，dos Santos L，et al. Strength training preserves the bone mineral density of postmenopausal women without hormone replacement therapy［J］. J Aging Health，2009，21（3）：519-527.

[34] Roghani T，Torkaman G，Movasseghe S，et al. Effects of short-term aerobic exercise with and without external loading on bone metabolism and balance in postmenopausal women with osteoporosis［J］. Rheumatol Int，2013，33（2）：291-298.

[35] 邓士琳．体力活动与绝经后骨质疏松症的关系及运动干预模式的研究［J］．中国体育科技，2009（06）：118-126，130.

[36] Zhao R，Zhao M，Zhang L. Efficiency of jumping exercise in improving bone mineral density among premenopausal women：a meta-analysis［J］. Sports Med，2014，44（10）：1393-1402.

[37] Martyn-St James M，Carroll S. A meta-analysis of impact exercise on postmenopausal bone loss：the case for mixed loading exercise programmes［J］. Br J Sports Med，2009，43（12）：898-908.

[38] Engelke K，Kemmler W，Lauber D，et al. Exercise maintains bone density at spine and hip EFOPS：a 3-year longitudinal study in early postmenopausal women［J］. Osteoporos Int，2006，17（1）：133-142.

[39] 陈金鳌，杨帆，陆阿明．长期力量训练后老年人骨密度变化特征［J］．北京体育大学学报，2013（07）：74-78.

[40] Lau RW, Liao LR, Yu F, et al. The effects of whole body vibration therapy on bone mineral density and leg muscle strength in older adults: a systematic review and meta-analysis [J]. Clin Rehabil. 2011,25 (11): 975-988.

[41] Kohrt W M, Bloomfield S A, Little K D, et al. American College of Sports Medicine Position Stand: physical activity and bone health [J]. Med sci sportexer, 2004, 36 (11): 1985-1996.

6 骨质疏松症的治疗

完整的骨质疏松症防控策略包括基础措施、药物干预和康复治疗。

6.1 基础措施

6.1.1 调整生活方式

- 富含钙、低盐和适量蛋白质的均衡膳食。
- 适当户外活动和日照，有助于骨健康的体育锻炼和康复治疗。
- 避免嗜烟、酗酒，慎用影响骨代谢的药物。
- 采取防止跌倒的各种措施，注意是否有增加跌倒危险的疾病和药物。
- 加强自身和环境的保护措施等。

6.1.2 钙补充

足够的钙和维生素 D 是降低骨折风险安全且经济廉价的方法，每日足量钙摄入有助于获得理想峰值骨量。中国营养学会于 2013 年提出钙的适宜摄入量：18～49 岁为 800 mg/d，50 岁以上为 1000 mg/d，孕早期妇女为 800 mg/d，孕中期、孕晚期和哺乳期间的妇女为 1000 mg/d（具体情况参见第 5 章一级预防部分）。建议各年龄人群尽量从饮食中获得足够的钙质，如无法通过饮食途径获得所需要的元素钙含量，可以考虑给予钙剂补充。

钙剂的选择和使用应在医师的指导下进行，少量多次分剂量补钙可以增加钙的吸收和利用。胃酸分泌正常者服钙的时间可在两餐之间，对于胃酸分泌减少的人群，宜在进餐时服用。另外钙剂选择要考虑其安全性和有效性，高钙血症时应避免使用钙剂，注意避免超大剂量补充钙剂潜在增加肾结石和心血管疾病的风险。

目前常用钙剂有碳酸钙、柠檬酸钙、乳酸钙、磷酸钙、葡萄糖酸钙等。

不能认为补钙越多越好，过多的钙也会产生副作用，可能出现便秘、结石，并影响铁吸收。选用钙制剂时，要注意钙元素含量及其吸收率。

6.1.3 维生素D补充

维生素D可促进钙吸收、有益于骨健康，并能维持肌力、改善平衡功能、降低跌倒风险。对于骨质疏松症患者，维生素D推荐剂量为800～1200 IU/d。许多老年患者易患维生素D缺乏，包括吸收不良（乳糜泻）或其他肠道疾病（炎性肠病、胃旁路手术）、慢性肾功能不全、服用影响维生素D吸收代谢的药物（某些抗惊厥药物）的患者，长期足不出户的、慢性疾病阳光暴露受限的、皮肤黑暗及肥胖的、骨质疏松性髋部骨折的老人。所以对这些老人补充维生素D就更为重要。

因为维生素D的吸收利用存在个体差异，所以对于骨质疏松症患者应该进行血25-(OH) D水平的监测。我国骨质疏松症诊疗指南建议骨质疏松症老年人血25-(OH) D水平达到并维持在30 ng/ml以上，以促进骨矿化、降低跌倒和骨折风险。

6.1.4 规律性负重运动和肌肉强度锻炼

有规律的负重运动和肌肉强度锻炼可降低跌倒和骨折风险，这些锻炼可以提高身体灵活性、增加肌肉力量和改善平衡，从而降低跌倒发生。另一方面，这些运动也可轻微增加骨量。负重运动包括行走、慢跑、太极、跳舞和网球，肌肉强度锻炼包括举重和抗阻力练习。在骨质疏松症患者准备开始锻炼项目之前，应该听取专科医生的意见以免造成运动损伤。

6.1.5 预防跌倒

除了维持适宜的血25-(OH) D水平和进行体育锻炼，还有其他的预防跌倒措施，如跌倒风险评估、居家安全性评定并对它们进行适当改进，如果可能应尽量停止服用精神类药物、适当纠正视觉障碍和听力障碍。另有研究结果显示使用髋部保护器可轻微降低髋部骨折风险，但仍缺乏大规模长期使用的临床研究。

（程群　章振林）

6.2 药物治疗

6.2.1 需要治疗的人群

美国骨质疏松基金会推荐，对 50 岁及以上的男性或绝经后妇女，具有如下一项则需药物治疗：①髋部或脊柱骨折（包括临床或形态学骨折）；②骨质疏松症，即使用双能 X 线吸收法（dual energy X-ray absorptiometry，DXA）检测股骨颈、全髋或 L_1-L_4 的 T 值≤－2.5；③绝经后妇女或 50 岁以上男性低骨量（即 DXA 检测股骨颈、全髋或 L_1-L_4 的 T 值为－2.5～－1），且骨折风险评估（fracture risk assessment，FRAX®）的 10 年髋部骨折风险≥3%或主要部位骨折风险≥20%。中华医学会骨质疏松和骨矿盐疾病分会发布的《原发性骨质疏松诊治指南》与上述意见基本相同。但是，很多研究表明，约 50%的脆性骨折发生于骨量减少的绝经后妇女。仅以骨密度检测腰椎或股骨近端骨密度的 T 值达到－2.5 为骨质疏松干预阈值，忽视了对骨量减少人群的干预。因此，临床上也应评估骨量减少患者的骨折风险，对高风险者应及早进行药物治疗。根据国际骨质疏松基金会的建议，可对骨量减少患者评估如下危险因素：① 50 岁以后发生过脆性骨折；②曾使用或正在使用糖皮质激素治疗；③类风湿关节炎患者；④父母有髋部骨折史；⑤抽烟；⑥酗酒。同时伴有一项上述危险因素的骨量减少患者即需使用抗骨质疏松药物治疗。

6.2.2 骨质疏松症防治药物

防治骨质疏松症的药物可根据主要作用机制分为抑制骨吸收为主、促进骨形成为主或同时具有多重作用机制的药物。下面介绍国内已批准上市的骨质疏松症防治药物的有效性和安全性。

6.2.2.1 双膦酸盐类药物　双膦酸盐类药物是焦磷酸盐的稳定类似物，与骨骼羟磷灰石有高亲和力，能特异性地结合到骨转换活跃的骨表面抑制破骨细胞的功能、降低骨吸收。不同双膦酸盐类药物抑制骨吸收的效力差别很大，故临床使用时的剂量及用法也有所差异。

【阿仑膦酸钠】

适应证：治疗绝经后骨质疏松症、男性骨质疏松症和糖皮质激素诱发的骨质疏松症。

疗效：增加骨质疏松症患者的腰椎和髋部骨密度，降低发生椎体及非椎体骨折的风险。

用法：口服片剂，70 mg、1 次/周或 10 mg、1 次/日；如是阿仑膦酸钠 70 mg 和维生素 D_3 2800 IU 的复合片剂，则每周口服 1 次。须空腹服药，用 200～300 ml 白开水送服，且服药后 30 分钟内保持直立（站立或坐直）体位而不能平卧。此外，在此期间避免进食牛奶、果汁等饮料以及任何食品和药品。

注意事项：胃及十二指肠溃疡、反流性食管炎患者应慎用。

【伊班膦酸钠】

适应证：治疗绝经后骨质疏松症。

疗效：增加骨质疏松症患者的腰椎和髋部骨密度，降低发生椎体及非椎体骨折的风险。

用法：静脉注射剂，每 3 个月经静脉输注 1 次，一次 2 mg（加至 250 ml 生理盐水中，滴注 2 h 以上）。

注意事项：肌酐清除率<35 ml/min 者慎用。

【利塞膦酸钠】

适应证：治疗绝经后骨质疏松症和糖皮质激素诱发的骨质疏松症。在有些国家也已被批准治疗男性骨质疏松症。

疗效：增加骨质疏松症患者的腰椎和髋部骨密度，降低发生椎体及非椎体骨折的风险。

用法：口服片剂，5 mg、1 次/日或 35 mg、1 次/周。服法同阿仑膦酸钠。

注意事项：胃及十二指肠溃疡、反流性食管炎者应慎用。

【唑来膦酸】

适应证：治疗绝经后骨质疏松症。

疗效：增加骨质疏松症患者的腰椎和髋部骨密度，降低发生椎体及非椎体骨折的风险。

用法：静脉注射剂，每年经静脉滴注 1 次，一次 5 mg（至少滴注 15 min）。

注意事项：肌酐清除率＜35 ml/min 者慎用。用药后注意监测肾功能。

双膦酸盐类药物的安全性总体较好，但仍应注意以下几点：①少数患者口服双膦酸盐类药物后可能发生轻度的胃肠道反应，包括上腹疼痛、反酸等食管炎和胃溃疡症状。因此，除严格按说明书服药外，有活动性胃及十二指肠溃疡或反流性食管炎患者应慎用。②经静脉输注含氮双膦酸盐类药物后可引起一过性的发热、骨痛和肌痛等类流感样不良反应，但多会在用药 3 d 后明显缓解。对症状明显者可用非甾类抗炎药或普通解热止痛药对症治疗。③进入血中的双膦酸盐类药物约 60%以原形从肾排泄。对肾功能损害患者，应慎用此类药物或酌情减少药物剂量。对经静脉输注用双膦酸盐类药物，每次给药前都应检测患者的肾功能。如患者的肌酐清除率＜35 ml/min，则不宜用此类药物。此外，输注时间不应＜15 min，液体量不应＜250 ml。④双膦酸盐类药物相关的下颌骨坏死罕见，绝大多数发生于恶性肿瘤患者频繁使用双膦酸盐类药物之后，以及存在严重口腔健康问题如严重牙周病或经多次牙科手术等患者中。对患有严重口腔疾病或需接受牙科手术的患者，不建议使用该类药物（正在使用者可停药半年以后或待骨吸收生化标志物水平达到正常后再施行手术，且手术后至少停用双膦酸盐类药物 3 个月）。⑤目前没有大样本的临床研究表明心房颤动与双膦酸盐类药物治疗间有直接相关性。⑥虽有少数有关长期使用双膦酸盐类药物可能提高非典型骨折发生率的报道，但确切原因尚不清楚，与双膦酸盐类药物间关系也不确定。为安全性考虑，可定期对长期使用双膦酸盐类药物的患者进行评估。

6.2.2.2 降钙素类药物　降钙素是一种钙调节激素，能抑制破骨细胞生物活性和减少破骨细胞数量，进而阻止骨量丢失并增加骨量。降钙素类药物的一大突出特点是能明显缓解骨痛，对骨质疏松性骨折或骨骼变形所致慢性疼痛有效，更适合用于有疼痛症状的骨质疏松症患者。目前临床应用的降钙素类药物有鲑鱼降钙素和鳗鱼降钙素两种。

【鲑鱼降钙素】

适应证：治疗绝经后骨质疏松症。

疗效：增加骨质疏松症患者的腰椎和髋部骨密度。随机、双盲、对照临床试验显示，使用鲑鱼降钙素鼻喷剂 200 IU/d 能降低发生椎体及非椎体骨折的风险，明显缓解骨痛。

用法：鲑鱼降钙素制剂有鼻喷剂和注射剂两种。鼻喷剂的使用剂量为200 IU/d；注射剂的一般使用剂量为皮下或肌内注射 50 单位/次，根据病情每周注射 2～7 次。鲑鱼降钙素的目前推荐疗程限制在 3 个月内。

注意事项：少数患者有面部潮红、恶心等不良反应，偶有过敏现象，使用本药前是否进行皮肤试验请参照说明书。

【鳗鱼降钙素】

适应证：治疗绝经后骨质疏松症。

疗效：增加骨质疏松症患者的腰椎和髋部骨密度，明显缓解骨痛。

用法：注射剂，肌内注射 20 单位/周。

注意事项：少数患者有面部潮红、恶心等不良反应，偶有过敏现象。过敏体质者慎用（可按说明书要求确定是否做过敏试验）。

降钙素类药物的安全性总体良好。但近期研究表明，鲑鱼降钙素有增加肿瘤发生的风险，故推荐短期使用，疗程限制在 3 个月以内。

6.2.2.3 雌激素类药物　雌激素类药物（包括雌激素替代疗法和雌孕激素替代疗法）能抑制骨转换、阻止骨丢失，临床研究已证明能降低骨质疏松性椎体及非椎体骨折发生的风险，是防治绝经后骨质疏松症的有效药物。

适应证：围绝经期和绝经后妇女，特别是有绝经期症状（如潮热、多汗等）及有泌尿生殖道萎缩症状的妇女，60 岁前开始使用更有益。

禁忌证：雌激素依赖性肿瘤（乳腺癌、子宫内膜癌）、血栓性疾病、不明原因的阴道出血、活动性肝病和结缔组织病为绝对禁忌证。子宫肌瘤、子宫内膜异位症、有乳腺癌家族史、胆囊疾病和垂体泌乳素瘤患者慎用。脑膜瘤是孕激素的禁忌证。

疗效：增加骨质疏松症患者的腰椎和髋部骨密度，降低发生椎体及非椎体骨折的风险，同时明显缓解绝经相关症状。

用法：有口服、经皮和阴道用多种剂型制剂；药物有结合雌激素、雌二醇、替勃龙等。治疗方案、制剂选择及治疗期限等应根据患者的个体情况决定。

注意事项：严格掌握适应证和禁忌证，绝经早期（60岁前）开始用药，但应使用最低有效剂量，同时定期（每年）进行安全性评估、重点是乳腺和子宫。

安全性：绝经后妇女正确使用雌激素类药物总体上是安全的，但需特别注意以下几点。①对有子宫的妇女长期只补充雌激素会增加子宫内膜癌发生的风险。因此，自20世纪70年代以来，对她们在补充雌激素的同时也适当补充孕激素，这可使患子宫内膜癌的风险降低。②有关雌激素类药物治疗与乳腺癌的关系仍有争论，但其可能的风险不大，每年小于0.1%。乳腺癌仍是雌激素类药物治疗的禁忌证。③雌激素类药物不应用于预防心血管病。没有心血管病危险因素的妇女，60岁前开始使用雌激素类药物可能对其心血管有一定保护作用；已有心血管损害或60岁后再开始使用雌激素类药物，则没有这种保护作用。④雌激素类药物治疗会轻度增加血栓风险。血栓是雌激素类药物治疗的禁忌证。非口服雌激素类药物因无肝的首过效应，这种风险可能较小，但需更多临床研究的证实。⑤雌激素类药物不是同化激素，尽管大剂量使用时会因水钠潴留而致体重增加。绝经后妇女使用的雌激素类药物为低剂量，一般不会导致水钠潴留。相反，有安慰剂对照临床试验显示，雌激素类药物治疗和安慰剂两组妇女的体重均有增加，且安慰剂组妇女的体重增加更明显。总之，使用雌激素类药物治疗应进行全面利与弊评估，开始治疗前必须评估患者是否有明确治疗适应证并排除禁忌证，这是保证治疗利大于弊的基础。医生应与患者讨论可能的获益和风险、取得患者知情同意，治疗前要询问病史和全面体检、特别是检查子宫和乳腺。建议雌激素类药物治疗遵循以下原则：①明确适应证和禁忌证（保证利大于弊）；②绝经早期（＜60岁）开始用药获益更大、风险更小；③使用最低有效剂量；④治疗方案个体化；⑤局部问题采用局部治疗方法；⑥坚持定期随访和安全性监测（尤其是对乳腺和子宫）；⑦是否继续用药应根据每年进行的评估结果而定。

6.2.2.4 甲状旁腺激素（parathyroid hormone，PTH）类似物　目前国内市场供应的是重组人PTH（1-34），即特立帕肽。特立帕肽是目前促进骨形成药物的代表性药物，间断性、小剂量给药有促进骨形成作用。

适应证：治疗绝经后骨质疏松症。

疗效：能有效治疗严重骨质疏松症，增加骨密度，降低椎体及非椎体骨折发生的风险。

用法：注射剂，一般用药剂量是 20 μg/d，皮下注射。

注意事项：在专科医生指导下使用。用药期间应监测血钙水平，防止高钙血症发生。治疗期限不宜超过 2 年。

安全性：患者对特立帕肽治疗的耐受性总体较好，部分患者可能有头晕或下肢抽搐的不良反应。但有动物研究称特立帕肽可能增加成骨肉瘤的风险。因此，对合并 Paget 骨病、高钙血症、肿瘤骨转移或有骨骼疾病放射治疗史的患者，应避免使用特立帕肽。

6.2.2.5 选择性雌激素受体调节剂（selective estrogen receptor modulators，SERMs） SERMs 与雌激素不同，特点是与不同组织中的雌激素受体结合后会产生不同的生物效应。其中，选择性雌激素受体调节剂能在骨骼中与雌激素受体结合，表现出类雌激素活性，抑制骨吸收；在乳腺和子宫中则表现为抗雌激素活性，故不会刺激乳腺和子宫。上市药物有雷洛昔芬。

适应证：治疗绝经后骨质疏松症。

疗效：增加骨密度，降低发生椎体骨折的风险。也能降低雌激素受体阳性的浸润性乳腺癌的发生率。

用法：口服，60 mg，1 片/日。

注意事项：少数患者用药期间会出现潮热和下肢痉挛症状，潮热症状严重的围绝经期妇女暂时不宜使用。

安全性：雷洛昔芬治疗的安全性总体良好。国外研究报告，该药有轻度增加静脉栓塞的危险性。因此，有静脉栓塞病史或有血栓倾向者如长期卧床或制动者禁用。

6.2.2.6 维生素 D 类似物 包括骨化三醇（1,25-二羟基维生素 D_3）和阿法骨化醇（1α-羟基维生素 D_3），其中前者不需要经过肝和肾羟化酶羟化就有生物活性，阿法骨化醇需要经 25-羟化酶羟化为骨化三醇后才具生物活性。维生素 D 类似物更适用于老年人、肾功能不全以及 1α-羟化酶缺乏的患者。

疗效：适当剂量的维生素 D 类似物能促进骨形成和矿化并抑制骨吸收。研究表明，维生素 D 类似物对增加骨密度有益，能增加老年人的肌肉力量和平衡能力、降低跌倒的危险，进而降低骨折风险。

【骨化三醇】

适应证：治疗骨质疏松症。

用法：口服，0.25～0.5 μg/d。

注意事项：长期使用应注意监测血钙和尿钙水平。

【阿法骨化醇】

适应证：治疗骨质疏松症。

用法：口服，0.25～1.0 μg/d。

注意事项：肝功能不全可能会影响疗效，不建议将此药用于这些患者。

安全性：使用上述剂量的维生素 D 类似物治疗骨质疏松症总体上是安全的。长期使用应定期监测血钙和尿钙水平。可与其他抗骨质疏松药物联合使用。

6.2.2.7 维生素 K_2 四烯甲萘醌是维生素 K_2 的一种同型物，是 γ-羧化酶的辅酶，在 γ-羧基谷氨酸的形成过程中起着重要作用。γ-羧基谷氨酸是骨钙素发挥正常生理效应所必需的。动物实验和临床试验显示，四烯甲萘醌可促进骨形成并有一定的抑制骨吸收的作用。

适应证：治疗绝经后骨质疏松症。

疗效：增加骨质疏松症患者的骨量，降低骨折发生的风险。

用法：成人口服 15 mg、3 次/日，饭后服用（空腹服用时吸收较差）。

注意事项：少数患者出现胃部不适、腹痛、皮肤瘙痒、水肿和肝转氨酶水平暂时性轻度升高。服用华法林的患者禁用。

6.2.2.8 中成药 国内批准了数种治疗骨质疏松症的中成药，多数有缓解症状、减轻骨痛的疗效。但中成药缺乏有关改善骨密度、降低骨折风险的大型临床研究，长期疗效和安全性需进一步研究。

目前 SFDA 批准的用于骨质疏松症治疗的中成药有仙灵骨葆、强骨胶囊、金天格胶囊等。

6.2.3 疗效评估和随访要求

防治骨质疏松症药物的疗效评估应当包括是否能提高骨量和骨质量，最重要的是能否降低骨折风险。目前，临床上对防治骨质疏松症药物的疗效评估和监测内容包括：①疼痛、活动功能和生活质量等改善；②骨密度检测；③骨转换生化指标的检查，至少在骨吸收和骨形成指标中各选一项。使用DXA检测 L_1-L_4 和股骨近端部位的骨密度对了解治疗后的骨量变化、预测骨折发生风险具有重要意义，每年检测1次。骨密度变化达到3%～5%以上具有临床意义，骨密度下降或有新发骨折不能说明药物治疗失败或者药物无效。应注意检测的误差等，良好的质量控制和规范操作对DXA检测结果非常重要。其他评估手段如骨转换生化指标的变化等可每半年检测1次。此外，骨折是否发生、跌倒次数是否减少、活动功能是否改善等均是药物疗效的评估内容。部分患者使用抗骨质疏松药物治疗后，骨密度继续下降或没有变化，此时临床上应特别注意以下可能的原因：①治疗期间体重是否下降；②是否存在其他伴随疾病或者诊断是否有误；③药物是否按要求服用；④补充的钙剂和维生素D是否充足；⑤骨密度检测是否标准化。

（程群　章振林）

6.3 康复治疗

康复治疗较多和常规使用的是运动疗法。

运动可以提高骨密度和预防跌倒，利于骨质疏松症的预防和康复治疗。生命早期，特别是青春发育期前后，运动对骨的适度刺激，可以提高人一生中的峰值骨量。成年人在40岁左右骨量开始逐渐下降，尤其是绝经后妇女的骨量丢失迅速，而适当的运动能有效避免或减缓老年时期的骨量流失。大量研究证明，任何时候开始运动对维持骨量都有积极作用，所以要维持较高骨量或延缓骨量丢失，最好是持之以恒地长期进行体育锻炼。

骨质疏松症患者可选择的运动项目有负重运动和冲击性运动；抗阻力运动和有氧运动等，运动量因人而异。抗阻力力量练习对骨的健康效益明显，跳跃、奔跑、球类和体操等均属于有氧运动范围，其中短跑和跳跃运动预防骨质疏松症的作用已被多项研究所证实。50岁以下的人可以选择全身运动为主，以达到较长时间维持高峰值骨量，避免或减少骨丢失的目的。对于50岁以上人群，为了减少骨量的下降速度，延缓骨质疏松症发生，可选择适合其生理特点和运动能力的运动项目，如慢跑或快走、健美操、太极拳和广播操等。美国运动医学会所推荐的骨质疏松症预防运动方案是力量训练、健身跑和徒步走。

从运动的安全性和有效性角度考虑，运动强度一般选择中等强度为宜。运动时应达到最大摄氧量的60%～70%或最大心率的50%～70%。这不仅能有效地增加骨密度、预防和延缓骨量丢失，还能使身体得到全面锻炼，增进健康，增强体质。目前，以心率确定运动强度是常用的、简单而科学的方法。运动的最佳心率范围=(220－年龄)×(50%～70%)。每次运动的持续时间最好控制在30～60分钟，运动频率为每周3～5次。具体情况需要根据个体差异而定，循序渐进，总体以次日不感觉疲劳为宜。鼓励持之以恒。

除运动外，物理因子疗法也被广为应用，如单独或联合使用短波、超短波、中频电疗、超声波治疗、蜡疗、红外线治疗、磁疗等方法，可以缓解疼痛。

对于骨质疏松症康复治疗，必须坚持在一般措施和药物治疗的前提下，由专业医生指导。

（程群　章振林）

参考文献

[1] Larsen ER，Mosekilde L，Foldspang A. Vitamin D and calcium supplementation prevents osteoporotic fractures in elderly community dwelling residents：a pragmatic population-based 3- year intervention study [J]. J Bone Miner Res，2004，19 (3)：370-378.

[2] Prentice RL，Pettinger MB，Jackson RD，et al. Health risks and benefits from calcium and vitamin D supplementation：Women' s Health Initiative clinical trial and cohort study [J]. Osteoporos Int，2013，24 (2)：567-580.

[3] Sherrington C，Whitney JC，Lord SR，et al. Effective exercise for the prevention of falls：a systematic review and meta-analysis [J]. J Am Geriatr Soc，2008，56 (12)：2234-2243.

[4] Choi M，Hector M . Effectiveness of intervention programs in preventing falls：a systematic review of recent 10 years and metaanalysis [J]. J Am Med Dir Assoc，2012，13 (2)：188. e13-21.

[5] 中华医学会骨质疏松和骨矿盐疾病分会．原发性骨质疏松症诊疗指南（2011 年）[J]. 中华骨质疏松与骨矿盐代谢杂志，2011，4（1）：2-4.

[6] Black D. Osteoporosis prevention, diagnosis, and therapy: NIH Consensus development panel on osteoporosis prevention, diagnosis, and therapy [J]. JAMA, 2001, 285 (6): 785-795.

[7] Lau EMC, Sambrook P, Seeman E, et al. Guidelines for diagnosing, prevention and treatment of osteoporosis in Asia APLAR [J]. Rheumatol, 2006, 9: 24-36.

[8] Kanis J A, Burlet N, Cooper C, et al. European guidance for the diagnosis and management of osteoporosis in postmenopausal women [J]. Osteoporos Int, 2008, 19 (4): 399-428.

[9] National Osteoporosis Foundation. The clincian' s guide to prevention and treatment of osteoporosis (2008) [M]. Washington DC: National Osteoporosis Foundation, 2008.

[10] Reid IR, Ames RW, Evans M C, et al. Effect of calcium supplementation on bone loss in postmenopausal women [J]. New Engl J Med, 1993, 328 (7): 460-464.

[11] Ooms ME, Roos JC, Bezemer PD, et al. Prevention of bone loss by vitamin D supplementation in elderly women: a randomized double-blind trial [J]. J Clin Endocrinol Metab, 1995, 80 (4): 1052-1058.

[12] Boonen S, Lips P, Bouillon R, et al. Need for additional calcium to reduce the risk of hip fracture with vitamin D supplementation: evidence from a comparative meta analysis of randomized controlled trials [J]. J Clin Endocrinol Metab, 2007, 92 (4): 1415-1423.

[13] Bischoff-Ferrari HA, Willett WC, Wong JB, et al. Fracture prevention by vitamin D supplementation: A meta-analysis of randomized controlled trials [J]. J Am Med Assoc, 2005, 293 (18): 2257-2264.

[14] Bischoff-Ferrari HA, Dawson-Hughes B, Staehelin HB, et al. Fall prevention with supplemental and active forms of vitamin D: a meta-analysis of randomized controlled trials [J]. BMJ, 2009, 339, b3692.

[15] Black DM, Cummings SR, Karpf D, et al. Randomised trial of effect of alendronate on risk of fracture in women with existing vertebral fractures. Fracture Intervention Trial Research Group [J]. Lancet, 1996, 348 (9041): 1535-1541.

[16] Lau EMC, Woo J, Chan YH, et al. Alendronate prevents bone loss in Chinese women with osteoporosis [J]. Bone, 2000, 27 (5): 677-680.

[17] Delmas PD, Recker RR, Chestnut C H, et al. Daily and intermittent oral ibandronate normalize bone turnover and provide significant reduction in vertebralfracture risk: results from the BONE study [J]. Osteoporos Int, 2004, 15 (10): 792-798.

[18] Harris ST, Watts NB, Genant HK, et al. Effects of risedronate treatment on vertebral and nonvertebral fractures in women with postmenopausal osteoporosis: A randomized controlled trial [J]. JAMA, 1999, 282 (14): 1344-1352.

[19] McClung MR, Geusens P, Miller PD, et al. Effect of risedronate on the risk of hip fracture in elderly women [J]. New Engl J Med, 2001, 344 (5): 333-340.

[20] Black DM, Delmas PD, Eastell R, et al. HORIZON Pivotal Fracture Trial. Once-yearly zoledronic acid for treatment of postmenopausal osteoporosis [J]. New Engl J Med, 2007, 356 (18): 1809-1822.

[21] Cauley JA, Black D, Boonen S, et al. Once-yearly zoledronic acid and days of disability, bed rest and back pain: randomised controlled horizon pivotal fracture trial [J]. J Bone Miner Res, 2011, 26 (5): 984-992.

[22] AdachiJD, Lyles KW, Colón-Emeric CS, et al. Zoledronic acid results in better health-related quality of life following hip fracture: the HORIZON-Recurrent Fracture Trial [J]. Osteoporos Int, 2011, 22 (9): 2539-2549.

[23] Chesnut C H, Silverman S, Andriano K, et al. A randomized trial of nasal spray salmon calcitonin in postmenopausal women with established osteoporosis: the prevent recurrence of osteoporotic fractures study [J]. Am J Med, 2000, 109 (4): 267-276.

[24] Rossouw J, Anderson G L, Prentice R L, et al. Risk and benefits of estrogen plus progestin in healthy postmenopausal women: principal results from the women' s health initiative randomized controlled trial [J]. JAMA, 2002, 288 (3): 321-333.

[25] Pines A, Sturdee D M H, Schneider H P, et al. IMS updated recommendations on postmenopausal hormone therapy [J]. Climacteric, 2007, 10 (3): 181-194.

[26] Workshop Consensus Group. Aging, menopause, cardiovascular disease and HRT, International Menopause Society Consensus Statement [J]. Climacteric, 2009, 12 (5): 368-377.

[27] Santen RJ, Allred DC, Ardoin S P, et al. Postmenopausal hormone therapy: an Endocrine Society scientific statement [J]. J Clin Endocrinol Metab, 2010, 95 (7 Suppl 1): s1-s66.

[28] Neer R M, Arnaud C D, Zanchetta J R, et al. Effect of parathyroid hormone (1-34) on fractures and bone mineral density in postmenopausal women with osteoporosis [J].

N Engl J Med，2001，344（19）：1434-1441.

[29] Delmas P D，Ensrud K E，Adachi JD，et al. Efficacy of raloxifene on vertebral fracture risk reduction in postmenopausal women with osteoporosis：four-year results from a randomized clinical trial [J]. J Clin Endocr Metab，2002，87（8）：3609-3617.

[30] Alexandersen P，Toussaint A，Christiansen C，et al. Ipriflavone in the treatment of postmenopausal osteoporosis：a randomized controlled trial [J]. JAMA，2001，285（11）：1482-1488.

[31] Jiang Y，Zhang ZL，Zhang ZL，et al. Menatetrenone versus alfacalcidol in the treatment of Chinese postmenopausal women with osteoporosis：a multicenter，randomized，double-blinded，double-dummy，positive drug-controlled clinical trial [J]. Clin Interv Aging，2014，9：121-127.

[32] Zhu HM，Qin L，Garnero P，et al. The first multicenter and randomized clinical trial of herbal Fufang for treatment of postmenopausal osteoporosis [J]. Osteoporos Int，2012，23（4）：1317-1327.

[33] Centers for Disease Control and Prevention. Target Heart Rate and Estimated Maximum Heart Rate [EB/OL]. [2016-12-26]. https：//www.cdc.gov/physicalactivity/basics/measuring/heartrate.htm.

[34] 薛延．骨质疏松症防治指南 [M]．北京：人民卫生出版社，2008，220-228.

7 骨质疏松症人群防控策略和要点

骨质疏松症防控策略可以分为人群防控策略和个体防控策略。基于人群的干预措施通常包括：健康评估、健康促进、疾病预防、卫生服务的监测以及评价。为达到目标，所采用的方法包括公众教育项目、社区项目和媒体干预。这些干预措施既可以针对全人群，又可以针对不同的亚人群；这些干预措施也可以是通过改善社会、生活、工作、居家环境来促进人群的健康行为，并且充分考虑社会经济因素对健康和疾病的影响。

7.1 骨质疏松症防控策略

7.1.1 骨质疏松症人群防控的基本策略

7.1.1.1 骨质疏松症的预防控制要贯穿生命全过程　骨量低下是诊断骨质疏松症的重要依据。骨质疏松症发生通常经历了漫长的过程。老年人骨量取决于骨发育成熟期达到的骨峰值、中年期骨量的维持以及之后的骨丢失速率。青年时期获得骨峰值的高低对老年时期的骨量产生重要影响。因此，预防和减少骨质疏松症的人群防控不应只针对老年人，更应关注生命的整个过程。

7.1.1.2 从青少年时期开始预防骨质疏松症，获得最佳骨峰值　从婴儿到青少年时期是形成骨骼、建立良好的骨骼健康习惯的关键阶段。健康的生活习惯对于获得良好骨峰值，维持骨骼健康具有重要影响。骨峰值主要受遗传因素影响，但是达到遗传因素决定的最大骨量主要依赖于生活方式因素，包括足够的钙摄入、体育锻炼以及避免吸烟和过度饮酒；同时，还应关注儿童期常见的可导致骨质疏松症的疾病和药物情况。

7.1.1.3 维持骨量、减少骨量丢失　成年人要保持良好的生活习惯，不吸烟、不酗酒，营养均衡、补充充足的钙，并坚持适量的室外活动和体育锻炼，这些是维持最佳骨量、延缓骨丢失的重要措施。所有个体都应进行危险因素评估，并避免各种促使骨量丢失的因素。在女性中，围绝经期和绝经后的前十年，是骨量快速丢失阶段。此阶段在权衡利弊的基础上，可考虑雌激素替代治疗（ERT/HRT)。雌激素替代治疗具体参见第6章药物治疗相关内容。

7.1.1.4 尽早发现骨质疏松症，早治疗　尽早发现骨质疏松症，提早进行治疗和预防骨折的发生，对保证患者生活质量至关重要。开展骨质疏松症筛查是提高居民关注骨骼健康、尽早发现骨质疏松症的有效措施。骨质疏松症筛查可以对一般人群进行筛查，也可以针对特定的目标人群（如绝经后妇女、过度饮酒的男性等)。自围绝经期开始，应尽早和定期进行骨密度测量。

7.1.1.5 减少骨折的发生　骨折会导致骨质疏松症患者死亡或生活质量严重下降。针对骨质疏松症患者，应采取积极有效的抗骨质疏松治疗。改善骨骼健康状况、评估骨折风险、预防跌倒是减少骨折发生的重要措施。

7.1.2 骨质疏松症人群防控的基本途径

7.1.2.1 公众健康教育　通过信息传播和行为干预，帮助个人和群体掌握骨质疏松症预防保健知识、树立骨骼健康观念，自愿采纳有利于健康的行为和生活方式。健康教育的形式可分为人际传播和大众传播。人际传播包括个别劝导、小组讨论、讲座、培训和咨询等。大众传播是指职业性信息传播机构和人员通过广播、电视、电影、报纸、期刊、书籍等大众媒体和特定传播技术手段，向范围广泛、为数众多的社会人群传播信息。

7.1.2.2 社区干预　以社区为基础的骨质疏松症干预项目其根本目的是以高危人群作为重点对象实施骨质疏松症的防控干预，提高年轻人的骨峰值量，减少绝经后妇女和老年人骨量丢失与骨质疏松症发病率，提高骨质疏松症知晓率、管理率、服药依从性，减少骨折和并发症。

7.1.2.3 媒体项目　对职业传播者开展培训从而提高媒体对骨质疏松症关注，使他们科学广泛地宣传骨质疏松症防控知识，从而引导舆论导向，推动政策制定。在培训中应关注骨质疏松症知识传播过程是否具有准确、科普、简单明了以及生动活泼的特点。根据不同媒体的主要受众人群和其特点，开展富有针对性的媒体培训。针对媒体的培训内容可包括骨质疏松症基本知识（定义、流行病学、症状、病因、危害、预防和治疗等)、骨质疏松症媒体报道中的常见误区、获取骨质疏松症知识的常用网站等。

7.1.2.4 监测体系　通过对疾病的监测，获得国家或地区及某人群中骨质疏松症及骨质疏松性骨折的发病率、病死率、致残率及性质、程度、特点等，为制定、改进或纠正、补充与完善疾病全方位预防措施提供科学依据。监测体系有助于发现疾病在人群中的分布，识别高危人群及其危险因素暴露水平，了解人群疾病负担和卫生服务需求，在提供适应需求的卫生服务、预防和控制疾病方面具有重要意义。同时，监测体系还有助于了解疾病人群防控工作进展和效果，对现有干预措施进行评价，从而为更多的政策制定提供可靠的证据支持。

7.1.2.5 政策倡导　政策、法规、制度是群体行为的根本原则与依据，因此对于群体行为的改变有着重要的影响。为此，需要利用文件报告、数据分析、典型案例、媒体呼吁等策略和活动积极影响决策者，以制定有益于健康的公共政策，并使群体行为干预得到组织、资源、舆论等方面的支持。

7.1.3 骨质疏松症预防的一般措施

7.1.3.1 摄入足够的钙和维生素 D　每日摄入足够的钙和维生素 D 是降低骨质疏松症和骨折风险安全且经济的途径。建议个体从饮食中获取足够的钙。具体见第 5 章骨质疏松症的三级预防相关内容。

7.1.3.2 定期的力量训练　肌肉力量练习包括负重练习和其他抗阻力练习。力量练习按照强度可以分为低强度、中强度和高强度练习。为达到提高骨骼健康的目的，应该不间断地进行至少 30 分钟中强度有氧运动，每周 5 次。非骨质疏松症患者，可以进行高强度的有氧运动，一般来说，时间上限为 60 分钟，每周 5～7 次，避免运动过多导致受伤或过度疲劳。骨质疏松症患者在开始一项新锻炼之前，需要临床医生进行评价。建议骨质疏松症患者只进行中、低强度的力量练习。

美国社区预防服务工作组（Community Preventive Services Task Force，CPSTF）增加体育活动的可选干预措施见表 7-1。

表 7-1　增加体育活动的可选干预措施

干预	推荐程度
行为和社会途径	
个体化的健康行为干预项目	推荐
基于社区的社会支持干预	推荐
基于家庭的社会支持干预	证据尚不充足
增强基于学校的体育教育	推荐
大学体育教育和健康教育	证据尚不充足
活动和信息途径	
基于社区的活动（多因素干预）	推荐
独立的大型媒体活动	证据尚不充足
在学校课堂开展的着重于提供信息的健康教育	证据尚不充足
环境和政策途径	
社区层面的城市设计与土地使用政策	推荐
增加或提高包含社区咨询的体育锻炼场所的可及性	推荐
街道层面的城市设计与土地使用政策	推荐
运输和交通政策	证据尚不充足
楼梯附近鼓励使用楼梯的提示	推荐

注：资料来自：http：//www.thecommunityguide.org/pa/behavioral-social/community.html

7.1.3.3 避免吸烟、过度饮酒等不良生活方式　对人群中吸烟、过度饮酒等不良生活方式进行干预，提供戒烟等预防服务从而减少危险因素的暴露，降低骨质疏松症在人群中发生的风险。

7.1.3.4 预防跌倒　预防跌倒是减少骨质疏松症患者发生骨折的重要干预措施。预防跌倒的措施可以分为两类：针对个体内在因素的干预措施和针对生活环境等外部因素的干预措施。具体措施可参见“5.2.3 三级预防”。

7.1.4　骨质疏松症的分级诊疗

骨质疏松症分级诊疗，即按照疾病的轻、重、缓、急及治疗的难易程度对患者进行分级，不同级别的医疗机构承担不同程度的疾病的治疗，实现基层首诊和双向转诊。可以充分有效地利用卫生资源，有效做好骨质疏松症防控和管理，同时提高医疗卫生机构预防、控制骨质疏松症的能力。

7.1.4.1 骨质疏松症分级诊疗服务目标　充分发挥团队服务的作用，以基层首诊、双向转诊、急慢分治、上下联动作为骨质疏松症分级诊疗的基本诊疗模式，指导骨质疏松症患者合理就医、规范治疗，从而降低骨质疏松症及骨质疏松性骨折的发病率和死亡率。

基层首诊。坚持群众自愿、政策引导，鼓励骨质疏松症患者首先到基层医疗卫生机构就诊，对于超出基层医疗卫生机构功能定位和服务能力的，由基层医疗卫生机构为患者提供转诊服务。

双向转诊。坚持科学就医、方便群众、提高效率，完善双向转诊程序，畅通慢性期、恢复期患者向下转诊渠道，逐步实现不同级别、不同类别医疗机构之间的有序转诊。

急慢分治。明确和落实各级各类医疗机构急慢病诊疗服务功能，完善治疗—康复—长期护理服务链，为患者提供科学、适宜、连续性的诊疗服务。急、危、重症患者可以直接到二级以上医院就诊。

上下联动。引导不同级别、不同类别医疗机构建立目标明确、权责清晰的分工协作机制，以促进优质医疗资源下沉为重点，推动医疗资源合理配置和纵向流动。

7.1.4.2 不同医疗机构骨质疏松症分级诊疗分工

一级医院：基层医疗卫生机构应建立健康档案和专项档案，做好信息报告工作；实施患者年度常规体检，有条件的可以开展并发症筛查；开展患者随访、基本治疗及康复治疗；开展健康教育，指导患者自我健康管理；指导骨质疏松症患者预防跌倒；实施双向转诊。接诊患者时，应先询问病史，对既往已确诊病例，维持原治疗，对诊断不明确者、有严重并发症者转往上级医院治疗。

二级医院：负责疾病临床初步诊断，按照疾病诊疗指南，规范制订个体化、规范化的治疗方案；接诊患者时应评估病情，完善相关实验室检查，诊断不明及重症者尽快转诊到三级医院治疗。

三级医院：明确病因，根据需要完善实验室检查、X线检查、骨密度测量、骨髓活检和骨计量学检查。三级医院需强调综合及规范的治疗。治疗后病情稳定的患者可以转诊到一、二级医疗机构进行后续治疗、恢复及随访。积极开展骨质疏松症的机会性筛查和诊断，例如骨折患者、长期接受可引起骨质疏松症的药物治疗的患者等。

（汤淑女 王临虹）

7.2 骨质疏松症防控重点人群及防控策略

7.2.1 儿童、青少年人群

青少年阶段是个体行为和生活习惯养成的重要阶段。父母和家庭环境、同伴影响、学校氛围、大众传媒、政策法规等都对青少年个体行为产生影响。在针对青少年人群骨质疏松症防控中，不仅需要关注青少年本身，还应充分鼓励家庭参与其中，让父母为其树立良好榜样；充分利用学校场所和教育、同伴教育和大众传媒；通过改善社会环境、制订有利于青少年健康的政策法规等为青少年骨质疏松症防控打下坚实基础。

7.2.1.1 儿童、青少年人群骨质疏松症防控策略

- 获得最佳骨峰值。
- 培养有利于骨骼健康的生活方式。
- 充分利用学校场所和家庭教育。

7.2.1.2 儿童、青少年人群骨质疏松症防控的基本措施

- 足够的钙和维生素 D 的摄入。
- 体育锻炼。
- 避免青少年吸烟和饮酒，培养健康的生活方式。
- 谨慎使用影响骨骼健康的药物。

针对儿童、青少年人群骨质疏松症防控的分级干预措施见表 7-2。

表 7-2 针对儿童和青少年人群骨质疏松症防控的干预措施

对象	措施
针对个体	提供儿童访视、健康教育、戒烟服务、行为干预等。
针对家庭	对父母进行健康教育、行为改变、饮食指导，鼓励家庭式的体育运动，通过家庭限制儿童和青少年看电视、电脑等静坐的时间，谨慎使用影响骨骼健康的药物等。
针对学校	设置健康相关课程，建立无烟校园，食堂饮食提供加餐与科学配餐，提供体育课程和课外活动，修建体育锻炼场所，减少校园周边出售香烟和酒品的商店等。
针对社会环境	制定政策法规，如提高烟草和酒品的价格、设立适宜运动的场所、举办青少年可以参与的体育赛事活动，提高强化钙食品的可及性，在商品中标明食物成分，鼓励大众媒体在青少年频道节目中对健康行为的融入等。

7.2.2　妊娠期和哺乳期妇女

7.2.2.1　妊娠期和哺乳期妇女骨质疏松症防控策略　应避免妊娠期和哺乳期骨量流失。

妊娠期妇女尿钙排泄率从正常非妊娠期妇女的160 mg/d增长到妊娠晚期的240 mg/d，肠道钙吸收率从非妊娠期妇女的25%增长到妊娠晚期的50%。在此期间，母亲骨骼的钙贮备降低，同时还要为胎儿骨骼形成提供30 g左右的钙，母体钙摄入不足时，可动员骨钙来维持钙从母体向胎儿运转，造成母体骨量丢失。有文献显示，至分娩时，孕妇骨钙丢失可达8%～10%。妇女妊娠期骨量降低，还可导致峰值骨量偏低，增加绝经后发生骨质疏松症危险，影响妇女终身健康。因此，针对妊娠期和哺乳期妇女，应避免其骨量流失。

7.2.2.2　妊娠期和哺乳期妇女骨质疏松症防控的基本措施　基本措施为增加钙和维生素D等营养素摄入。2002年调查显示，中国孕期妇女每日钙的平均摄入量为400 mg～600 mg，农村孕妇更低，钙摄入量仅为DRIs的32%～37%。因此，需要对孕期妇女进行营养管理，促进其摄入足量钙。形式可包括产前检查时的健康教育、孕妇学校等。孕产妇保健是生殖健康重要组成部分，针对孕产妇骨质疏松症的健康教育和健康干预项目应鼓励家庭成员尤其是配偶共同参与。

7.2.3　绝经后妇女

7.2.3.1　绝经后妇女骨质疏松症防控策略　基本策略是减少骨量流失、提倡健康生活方式；为绝经后妇女提供定期的骨质疏松危险因素筛查、骨密度检测和跌倒风险评估等公共卫生服务；尽早发现骨量下降及骨质疏松症，尽早接受治疗并减少骨质疏松性骨折发生。

7.2.3.2 绝经后妇女骨质疏松症防控的基本措施

· 提倡健康生活方式，在一般人群基本措施上，额外关注针对绝经后妇女的规律性运动。

对于规律运动，由于绝经后妇女中骨流失速度加快，骨质疏松症患者比例相对较高，针对绝经后妇女的运动计划应特别注意姿势、平衡、步态、协调以及髋部和躯干的稳定，而不只是一般的有氧健身运动。在确保运动次数和强度以增加骨密度、改善平衡功能、改善身体姿势、提高日常生活能力的同时，应额外注意避免那些对维持健康的姿势起反作用或者使参与者有骨折危险的运动。对于骨质疏松症患者，应避免仰卧起坐和腰部过度弯腰的运动（可造成脊椎压迫性骨折）、扭身运动（如高尔夫回旋动作）、突然（如跳跃等危险动作）或爆发性负重的动作，或高冲撞的荷重动作。

·为绝经期妇女提供骨质疏松危险因素筛查、骨密度测量和跌倒风险评估等基本公共卫生服务。

对于绝经后妇女骨质疏松症及其骨折的预防，停经期前后，是采取行动的绝佳时机。社区应提供骨质疏松症相关公共卫生服务，尽早发现骨质疏松症风险因子，如早期停经、影响骨密度的疾病、服用对骨骼健康带来负面影响的药物、骨折家族史、骨质疏松性骨折史等；通过定期进行骨密度测量和跌倒风险评估，尽早发现骨密度下降和跌倒风险因素，便于医生进行生活指导和药物治疗。

针对绝经后妇女骨质疏松症防控的分级干预措施见表7-3。

表7-3 针对绝经后妇女骨质疏松症防控的干预措施

对象	措施
针对个体	开展健康教育；提供针对个人的行为干预；绝经后妇女的运动应保持在每周3～4次，每次30～40 min为宜，运动项目中可加入负重和抗阻力练习；钙摄入量每天1000 mg，维生素D每天400～600 IU；戒烟、避免过量饮酒、保持体重在健康范围内；药物干预；鼓励规律的负重锻炼；减少跌倒；跌倒的危险因素评估；开展心理疏导；评估骨质疏松症和骨折风险等。
针对社区	针对60岁以上女性应进行骨质疏松症常规筛查，并将高危人群纳入管理；组织运动俱乐部或小团体；为运动团队发放运动指导手册，提供运动场地；在社区中宣传运动团体的活动和突出人物等。
针对社会环境	针对绝经后妇女提供免费的骨质疏松症筛查服务，将绝经后妇女卫生保健服务纳入公共卫生基本服务。

7.2.4 老年人群

7.2.4.1 老年人群骨质疏松症防控策略　同全人群策略，但需要格外注意保护老年人免于骨折。

通常情况下，女性在绝经后 20 年以上，男性在 70 岁以上是高危人群。老年人群的防控除了一般性原则和措施外，应格外注意保护老年人免于骨折。

7.2.4.2 老年人群骨质疏松症防控的基本措施

· 保护脊椎免于骨折：针对老年人群，开展保护脊椎免于骨折的健康教育活动。向老年人群传播的知识要点包括避免直腿向前弯腰搬重物等运动，例如在捡拾物品时需要将膝盖和髋部弯曲（蹲下），而非弯腰，直腿弯腰会增加脊椎骨折的风险；避免仰卧起坐；避免过度转体，在转体时，保持脚、身体同时转向，保持鼻、膝盖和脚趾在同一个方向；尽量避免搬运、背过重的物品，避免将重物举过头顶；避免在咳嗽、打喷嚏时向前过度弯腰，需使用一侧手臂放在腰后进行支撑或弯曲膝盖；避免用力将手伸向远方，例如用力伸手够取放置于高处的物品；尽可能避免增加跌倒风险的活动，例如滑冰、滑雪等。

· 保持身体平衡，避免跌倒：具体内容参见第 5 章骨质疏松症的三级预防部分。需要特别注意的是，平衡对老年人尤为重要。视力、听力、肌肉和关节在保持平衡方面起到关键作用。某些疾病也会影响老年人的平衡，增加跌倒风险，具体情况如下。

眼：老年人在光亮环境和黑暗环境交替时的适应和转换能力下降会影响到对周围障碍物的判断。建议老年人定期检查视力功能。

耳：耳是帮助人体保持平衡的器官，一些耳部疾病会影响平衡功能。当遇到耳部疾病时，需要尽快就医，以保持良好的平衡能力。

肌肉和关节：肌肉和关节是帮助保持平衡的重要因素。负重练习可以增强肌力，从而减少跌倒。

平衡能力：可以采用老年人平衡能力测试表来帮助老年人检查其平衡能力，尽早发现问题。

7.2.5 男性

7.2.5.1 男性人群的骨质疏松症防控策略

· 提倡健康的生活方式。

·同全人群策略，并格外关注雄激素剥夺治疗和前列腺癌治疗药物的影响。

7.2.5.2 男性人群骨质疏松症防控的基本措施

·鼓励增加钙和维生素 D 摄入，减少吸烟和过量饮酒，增加体育运动等。男性骨质疏松症防控的一般措施与全人群基本相同，具体内容参见第 5 章骨质疏松症的三级预防部分。男性人群日常锻炼可侧重于负重运动和肌肉强健运动，包括中度、高强度负重运动，每次至少持续 30 min，每周 3～5 天，肌肉强健练习一周内应进行至少 2 天。随着年龄增长，训练计划应与身体状况相匹配，年龄超过 70 岁以上或患有骨质疏松症，应特别注意避免可能导致受伤的动作。

男性人群中吸烟、过度饮酒等影响骨质疏松症的不良行为方式显著高于女性人群，因此，戒烟等改变生活方式的预防措施同样重要。男性应避免吸烟，饮酒 1 天内不超过 20 g（酒精含量），同时，应避免由于过度运动或营养不良导致的体重过轻。

·提倡男性在进行雄激素剥夺治疗和前列腺癌治疗时，与医生沟通骨质疏松症的预防。男性的雄激素缺乏可能是男性增龄性骨质疏松症的重要病理生理基础之一。睾酮缺乏的特征表现为性欲减退、性幻想消失、夜间勃起消失、情绪变化、体力疲乏、智力减退、易怒、容易疲劳、肌肉消失及软弱无力，一般在 50 岁之前就可以出现。PADAM 量表是甄别睾酮缺乏的有效工具。应使男性人群在出现可能的睾酮缺乏症状后，及时向医生寻求帮助，并提早预防骨质疏松症的发生。另外，普遍用于转移性前列腺癌治疗的雄激素阻断治疗，也会导致雄激素水平降低，这部分患者也应积极预防骨质疏松症的发生。

（汤淑女　王临虹）

参考文献

［1］ Osteoporosis Canada. 2008 National Report Card On Osteoporosis Care［R/OL］.［2016-12-19］. http：//www. osteoporosis. ca/multimedia/images/english/home/2008National ReportCard _ Eng. pdf.

［2］ AACE Osteoporosis Task Force. American association of clinical endocrinologists medical guidelines for clinical practice for the prevention and treatment of postmenopausal osteoporosis: 2001 edition, With selected updates for 2003 [J]. Endocr Pract, 2003, 9 (6): 544-564.

[3] Anderson GL, Limacher M, Assaf AR, et al. Effects of conjugated equine estrogen in postmenopausal women with hysterectomy: the Women' s Health Initiative randomized controlled trial [J]. JAMA, 2004, 291 (14): 1701-1712.

[4] Bradney M, Pearce C, Naughton G, et al. Moderate exercise during growth in prepubertal boys: changes in bone mass, size, volumetric density and bone strength. A controlled study [J]. J Bone Miner Res, 1998, 13 (12): 1814-1821.

[5] British Orthopaedic Association. The care of patients with fragility fracture [EB/OL]. [2016 12-19]. http: //www. fractures. com/pdf/BOA-BGS-Blue-Book. pdf.

[6] Malaysian Osteoporosis Society. Clinical Guidance on Management of Osteoporosis 2012 [M/OL]. Petaling Jaya Selangor Darul Ehsan: Malaysian Osteoporosis Society, 2012, June, MOH/P/PAK/240. 12 (GU).

[7] De Laet C, Kanis JA, Oden A, et al. Body mass index as a predictor of fracture risk: a meta-analysis [J]. Osteoporos Int, 2005, 16 (11): 1330-1338.

[8] Duan Y, Seeman E. Bone fragility in Asian and Caucasian men [J]. Ann Acad Med Singapore, 2002, 31 (1): 54-66.

[9] International Osteoporosis Foundation. Exercise recommendations [M/OL]. [2016-12-28]. http: //www. iofbonehealth. org/exercise-recommendations

[10] Kanis JA. Diagnosis of osteoporosis and assessment of fracture risk [J]. Lancet, 2002, 359 (9321): 1929-1936.

[11] Kanis JA, Melton LJ, Christinansen C, et al. The diagnosis of osteoporosis [J]. J Bone Miner Res, 1994, 9 (8): 1137-1141.

[12] Kulak CA, Bilezikian JP. Osteoporosis: preventive strategies [J]. Int J Fertil Womens Med, 1998, 43 (2): 56-64.

[13] Leventhal H, Cleary PD. The smoking problem: a review of the research and theory in behavioral risk modification [J]. Psychol Bull, 1980, 88 (2): 370-405.

[14] Gronholz M J. Prevention, diagnosis, and management of osteoporosis-related fracture: A multifactoral osteopathic approach [J]. J Am Osteopath Assoc, 2008, 108 (10): 575-585.

[15] Morris FL, Naughton GA, Gibbs JL, et al. Prospective 10-month exercise interven-

tion in premenarcheal girls: positive effects on bone and lean mass [J]. J Bone Miner Res, 1997, 12 (9): 1453-1462.

[16] National coalition for osteoporosis and related bone diseases. National Action Plan for Bone Health: Recommendations from the Summit for a National Action Plan for Bone Health [M/OL]. 2008 [2016-12-19]. http: //www. oif. org/site/DocServer/Bone-HealthReport. pdf

[17] National Osteoporosis Foundation. Protecting your spine [EB/OL]. Washington DC: National Osteoporosis Foundation, 2014 [2016-12-19]. https: //www. nof. org/patients/fracturesfall-prevention/exercisesafe-movement/protecting-your-spine/

[18] National Institutes of Health. NIH Consensus Development Panel onosteoporosis prevention, diagnosis, and therapy [J]. JAMA, 2001, 285 (6): 785-795.

[19] Owers M, Crutehfield PM, Jannausch M, et al. A prospective evaluation of bone mineral change in pregnancy [J]. ObstetGynecol, 1991, 77 (6): 841.

[20] Peris P, Gua? abens N, de Osaba MJ, et al. Clinical characteristics and etiologic factors of premenopausal osteoporosis in a group of Spanish women [J]. Semin Arthritis Rheum, 2002, 32 (1): 64-70.

[21] Keller L O, Strohschein S, Briske L. Population-based public health nursing practice: The Intervention Wheel [M/OL]//Stanhope M, Lancaster J. Evolve resources for public health nursing. 8th ed. [2016-12-26]. http: //www. coursewareobjects. com/objects/evolve/E2/book _ pages/stanhope/pdfs/Stanhope _ Ch09. pdf

[22] Metcalfe L, Lohman T, Going S, et al. Post-menopausal women and exercise for prevention of osteoporosis [J/OL]. Acsms Health Fit J, 2001 [2016-12-19]. http: //cals. arizona. edu/cpan/files/Metcalfe%20ACSM%20final%20article. pdf

[23] Ralston SH. Osteoporosis [J]. BMJ, 1997, 315 (7106): 469-472.

[24] Seguin R A, Epping J N, Buchner D M, et al. Growing stronger : Strength training for older adults [M/OL]. US: Tufts University, 2002 [2016-12-19]. http: //www. cdc. gov/physicalactivity/downloads/growing _ stronger. pdf

[25] Rossouw JE, Anderson GL, Prentice RL, et al. Risks and benefits of estrogen plus progestin in healthy postmenopausal women: principal results from the women' s health initiative randomized controlled trial [J]. JAMA, 2002, 288 (3): 321-333.

[26] Schanler RJ. The use of human milk for premature infants [J]. Pediatr Clin North Am, 2001, 48 (1): 207-219.

[27] Srivastava M, Deal C. Osteoporosis in elderly: prevention and treatment [J]. Clin Geriatr Med, 2002, 18 (3): 529-555.

[28] US Department Of Health And Human Services. Bone health and osteoporosis, A report of the surgeon general [M/OL]. 2004. [2016-12-27]. http: //webharvest. gov/peth04/20041015164431/http: //www. surgeongeneral. gov/library/bonehealth/docs/full _ report. pdf

[29] Agency for healthcare research and quality. The guide to clinical preventive services 2014 [M/OL]. US Preventive Services Task Force, 2014 [2016-12-19]. http: //www. ahrq. gov/sites/default/files/wysiwyg/professionals/clinicians-providers/guidelines-recommendations/guide/cpsguide. pdf

[30] 董建群，毛凡，姜莹莹，等．探索适合我国国情的慢性病综合防治体系的思考 [J]. 中华全科医师杂志，2013，12 (8)：596-598.

[31] 方晓义，林丹华．青少年吸烟行为的预防与干预 [J]. 心理学报，2003，35 (3)：379-386.

[32] 菲利普·科特勒，埃迪尤阿多·罗伯托著．俞利军，邹丽 译．社会营销——变革公共行为的方略 [M]. 北京：华夏出版社，2003.

[33] 胡标伦，魏合伟．骨质疏松症防治 [M]. 广州：华南理工大学出版社，2000.

[34] 国际骨质疏松基金会．亚太地区年鉴，2013 年骨质疏松症的流行病学、花费负担统计结果 [M/OL]. [2016-12-28]. https: //www. iofbonehealth. org/sites/default/files/media/... %20

[35] 季成叶，陈天娇，宋逸，等．中国城市大中学生吸烟现状分析 [J]. 中国学校卫生，2009，30 (2)：109-111，115.

[36] 赖建强，荫士安，马冠生，等．孕期妇女营养与健康状况调查 [J]. 营养学报，2007，29 (1)：4-8.

[37] 刘爱东，张兵，王惠君，等．1991-2009 年中国九省区膳食营养素摄入状况及变化趋势（六）18～49 岁成人膳食钙摄入量及变化趋势 [J]. 营养学报，2012，34 (1)：10-14.

[38] 吕筠，李立明．高危人群策略与全人群策略解读 [J]. 中华流行病学杂志，2010，31 (2)：231-232.

[39] 王陇德．中国慢性病防控策略和体系建设探索 [J]. 中国工程科学，2014，(10)：22-30，51.

[40] 卫生部．老年人预防跌倒干预技术指南 [M/OL]. 2011 [2016-12-19]. http: //

www. nhfpc. gov. cn/jkj/s5888/201109/d8f39b224bd144f4946b38491fa015dd. shtml
[41] 张伋，王惠君，王志宏，等．中国 9 省区 1991-2009 年 50 岁以上中老年居民膳食钙摄入量及变化趋势分析 [J]. 中华流行病学杂志，2012，33 (11)：1119-1122.
[42] 中国健康促进基金会骨质疏松防治中国白皮书编委会．骨质疏松症中国白皮书 [J]. 中华健康管理学杂志，2009，3 (3)：148-154.
[43] 中国老年学会骨质疏松委员会．中国人群骨质疏松症防治手册（2013 版）[M]. 北京：中国老年学会骨质疏松委员会，2013.
[44] 中国营养学会. 中国居民膳食指南 [M]. 拉萨：西藏人民出版社，2010.
[45] 中国营养学会．中国居民膳食营养素参考摄入量速查手册（2013 版）[M]. 北京：中国标准出版社，2014.